AF751961

IMPRÉCIS DE PSYCHIATRIE

Pierre Schepens

IMPRÉCIS DE PSYCHIATRIE

ou la clinique de la dignité

ACADEMIA

Illustration de couverture : © Photo de Pierre Schepens

D/2025/4910/17
ISBN : 978-2-8061-3862-0

© **Éditions Academia**
Rue du Poirier, 10
B-1348 Louvain-la-Neuve

Tous droits réservés. Reproduction interdite sauf autorisation expresse.

www.editions-academia.be

À la mémoire du professeur
ALAIN ROELANDTS (1942-2006)

Préjugé des savants.

Les savants sont dans le vrai lorsqu'ils jugent que les hommes à toutes les époques ont cru savoir ce qui était bon et mauvais. Mais c'est un préjugé des savants de croire que maintenant nous en soyons mieux informés qu'à aucune autre époque.

Friedrich Nietzsche – Aurore (2)

Table des matières

Avant-propos

Qu'est devenue la psychiatrie aujourd'hui et que sera-t-elle demain ?

Au fil des siècles, cette discipline s'est élaborée au gré des courants philosophiques, des avancées scientifiques et surtout des croyances propres à chaque époque.

Dans notre montre connectée ultra compétitive, ne risque-t-on pas à coup de codification, rationalisation et autre standardisation d'oublier l'essentiel : la rencontre, l'écoute et la singularité des êtres ? C'est cette question qui fera office de fil rouge à cet essai. En m'appuyant sur une approche croisant histoire, philosophie, clinique quotidienne et témoignages de patients, j'examinerai les conséquences du passage d'une psychiatrie axée sur l'écoute et la prise en compte des spécificités, à un modèle biomédical largement dominé par des impératifs économiques et pharmacologiques. Sur un ton que j'ai voulu à la fois léger et accessible, je ne compte pas me contenter d'une simple dénonciation de ce que je considère comme une dérive de notre discipline mais j'espère apporter des pistes de réflexion pour la défense d'une psychiatrie plus respectueuse de la dignité de chacun. Somme toute, cet imprécis résonne comme une invitation à repenser la psychiatrie, non pas comme une industrie de soins, mais comme un espace de rencontre, d'écoute, d'humilité et d'engagement humain. À ce titre, cet ouvrage s'adresse aussi bien aux professionnels de la santé mentale qu'aux étudiants, aux patients, à leurs proches et plus largement à toutes les personnes s'intéressant aux enjeux éthiques et philosophiques du soin psychiatrique. Allez, c'est parti !

Prologue

Transmission impossible ?

Je suis né le même jour que Jon Bon Jovi. Faute de ne s'être jamais rencontrés, nos destins se sont rapidement séparés, rockstar détestée par le groupe Metallica pour lui, psychiatre fan de Metallica pour moi. Mais ce n'est pas de musique que nous allons disserter – bien qu'une playlist viendra agrémenter votre lecture – mais de santé mentale et de psychiatrie.

J'ai commencé mes études de médecine l'année même où a été publié, dans mon indifférence générale, le fameux DSM III (pour manuel diagnostique et statistique des troubles mentaux), qui a profondément transformé la psychiatrie. Nous y reviendrons. J'ai été diplômé alors même que la version revisitée du DSM III allait progressivement mais inexorablement asseoir le pouvoir de la psychiatrie biologique et de BIG PHARMA au détriment de la psychanalyse encore dominante mais déjà sur le déclin depuis la mort, en 1981, de son dernier grand représentant, Jacques Lacan.

Alors même que les universités de Liège et Bruxelles ont rapidement pris en marche le train de la psychiatrie biologique, ma très catholique université restait fortement attachée à la psychanalyse lacanienne au moment où j'ai entamé ma formation de psychiatre.

Je dois avouer n'avoir jamais trop rien compris aux écrits de Lacan analysés en séminaire comme l'Évangile au Vatican. Remarquez qu'il paraît, aux dires de certains exégètes, que lorsque l'on pense avoir compris Lacan... c'est qu'on n'a vraiment rien compris ! Tout espoir me reste permis. Petite anecdote au passage : un de mes collègues, aujourd'hui professeur de psychiatrie a tenté d'intervenir dans une grand-messe lacanienne et il lui fût répondu qu'il avait une lecture hégélienne de Lacan… ce qui le plongea dans un abîme de perplexité. Vous aussi certainement ! Petite explication à la Wikipédia : Hegel est un philosophe allemand (1770-1831) qui, pour faire (très) simple, enseignait la philosophie sous forme d'un système unissant tous les savoirs suivant une logique dialectique – je vous avais prévenus ! – Freud, dans la création de la théorie psychanalytique, rejetait le système hégélien. Lacan, lui, bien que se présentant comme « celui qui a lu Freud », la défendait ; du moins jusqu'en 1977, pour ensuite prendre ses distances avec le philosophe allemand. Pour ceux qui voudraient en savoir plus, je ne peux que les renvoyer à l'article (que j'ai essayé en vain de lire, abandonnant dès le deuxième paragraphe) d'une certaine Jessica Tran The, sobrement intitulé « La critique lacanienne du savoir absolu de Hegel : enjeux pour une distinction épistémologique du rapport au savoir entre psychanalyse et philosophie ». Voilà, je ne peux pas vous en dire plus, si ce n'est que « lecture hégélienne de Lacan » doit signifier quelque chose comme « tu as une guerre de retard » ou « reviens quand t'auras bossé un peu ». Quoi qu'il en soit, à celles et ceux qui souhaitent aller à la rencontre de ce langage, je ne peux que conseiller l'hilarant livre de Corinne Maier, intitulé *Le Lacan dira-t-on : guide français-lacanien*, publié par les éditions MOTS ET Cie.

Bien sûr, il y avait des psychanalystes même lacaniens non pratiquants voire agnostiques. J'entends par là des psychanalystes qui délaissaient leurs « écoles » et leurs cabinets cossus avec divans inclus pour aller à la rencontre des malades mentaux en prison, aux urgences, dans les hôpitaux psychiatriques, les centres d'accueil pour toxicomanes et dans la rue. J'en ai rencontré plusieurs et j'ai beaucoup appris auprès d'eux : le sens de la nuance, de la complexité, de l'humilité et l'importance de la rencontre d'humain à humain. On en retrouve de magnifiques exemples dans le livre de Paul-Claude Racamier : *Le psychanalyste sans divan : la psychanalyse et les institutions de soins psychiatriques*, ainsi que dans les ouvrages du professeur Lucien Israël surtout connu pour son livre *L'hystérique, le sexe et le médecin* qui a marqué toute une génération de psychiatres, la mienne.

Certains psychiatres, peu nombreux à l'époque, s'intéressaient à la psychopharmacologie, d'autres à la thérapie systémique et à la gestion des situations de crise. Il y avait également un courant phénoménologique et d'analyse existentielle et, bien évidemment, il y avait encore et toujours, des psychanalystes freudiens, gardiens de l'ancien testament psychanalytique n'adhérant pas à l'évangile lacanien. Lors de notre formation, on nous enseignait la tradition psychiatrique allemande, notamment celle de Kurt Schneider, et la française, principalement celle d'Henry Ey et de son célèbre livre jaune *Manuel de psychiatrie* réédité sept fois depuis sa première parution en mille neuf cent soixante. Nous étions également sensibilisés au courant antipsychiatrique, à la révolution psychiatrique italienne fermant les asiles ainsi qu'à la thérapie institutionnelle née après les horreurs de la Seconde Guerre mondiale durant laquelle de très nombreux malades mentaux ont payé de leur vie leur différence. Les réflexions philosophiques et critiques de Robert Castel, Gilles Deleuze et surtout de Michel Foucault ne manquaient pas de soutenir et d'alimenter les débats.

Vous noterez que l'on ne parlait que très peu de la psychiatrie anglo-saxonne. C'est ainsi que nos maîtres, s'intéressant peu à ce DSM III, n'ont en rien anticipé l'hégémonie contemporaine de la vision américaine biomédicale de la maladie mentale selon le modèle le plus simpliste de la maladie : symptômes, diagnostic et traitement. Et, nous en parlerons, des diagnostics il y en aura – plus de quatre cents dans la version actuelle du DSM, LE DSM-5-TR – et des traitements il y en aura, tous plus prometteurs les uns que les autres, toujours plus onéreux, qui rapporteront énormément d'argent aux actionnaires de BIG PHARMA sans vraiment que la population ne se porte mieux. J'y reviendrai. En attendant, vous pouvez (re)lire le livre de Hubert Selby Jr. : *Retour à Brooklyn* et/ou regarder l'adaptation cinématographique de ce livre : *Requiem for a dream* ou encore la toute récente série *Dopesick* sur le fléau des opiacés aux États-Unis, disponible sur la plateforme de Mickey.

Après plusieurs décennies de pratique, revenu de toutes ces théories qu'elles soient psychanalytiques, systémiques, comportementalistes ou pharmacologiques, et alors que, parfois, dans un bon jour, j'ai le sentiment, souvent fugace, de comprendre un peu la nature humaine, je me rappelle les paroles d'un de mes maîtres, terme désuet mais en l'occurrence légitime, le professeur Alain Roelandts. J'étais jeune, avide de savoir et lui demandais des conseils de lectures utiles. À ma grande surprise, il m'a répondu : « Des romans, des BD et aller au cinéma », en ajoutant qu'il fallait tout simplement vivre et s'engager réellement et sincèrement dans la relation thérapeutique, car on ne peut pas prendre soin en restant hors du soin et du lien avec la personne en souffrance. Au passage, comme une invitation à laquelle je ne suis capable de répondre qu'aujourd'hui, il m'a signalé que LE LIVRE sur la psychiatrie n'avait pas encore été écrit, celui qui aborde une question centrale concernant la maladie et la santé mentale : « Qu'est-ce que je fais là ? ou Qu'est-ce que soigner en psychiatrie ? ». Bien sûr, vu l'ampleur de la tâche, ce livre ne s'écrira jamais car c'est un sujet qui n'a de cesse d'échapper à notre compréhension. Cela n'empêche toutefois pas de participer à la transmission d'un savoir-faire et surtout d'un savoir-être et d'effleurer cette question du sens de notre travail et des valeurs que l'on défend.

1

État des lieux

On ne peut pas parler à ces gens-là d'égal à égal (…). Ils ne savent pas écouter, ils font semblant, ils intègrent vos paroles au discours général, donc, peu importe votre nom, pas besoin d'inventer une forme, vous êtes obligé d'utiliser celle qui existe (…) et vous êtes mis au service d'un discours indifférencié, qui conduit à l'indifférence.

Christine Angot – Le voyage dans l'est

Aujourd'hui : la psychiatrie industrielle ou le lit de Procuste

On est mal

Si l'état de santé de nos populations devait se mesurer à la quantité de livres sur le bien-être et le développement personnel qui envahissent littéralement les étagères des librairies alors ... on est mal !

Petit florilège : *Mon rendez-vous avec moi-même*, *Le livre PNL*, *La pensée positive*, *Forgez-vous un mental de guerrier*, *Se guérir du stress*, *Guérir de ses traumatismes avec le brainstopping*, *Se libérer de son moi toxique*, *L'intelligence émotionnelle*, *L'estime de soi*, *La vie intérieure*, *Plaidoyer pour le bonheur*, *L'art de la méditation*, *Cerveau et méditation*, *Petit traité de la vie intérieure*, *Le jour où j'ai appris à vivre*, *Les antisèches du bonheur*, *Mon cerveau est hyper*, *Trop intelligent pour être heureux*, *Je suis un zèbre et alors*, *HPI, qui sont-ils vraiment ?*, *Le trauma, comment s'en sortir ?*, *TDA-H chez l'enfant, conseils pratiques pour les enfants hyperactifs*, *Mieux comprendre votre enfant Dys*, *Borderline : cahier pratique de thérapie à domicile*, *Borderline : retrouver son équilibre*, *Le guide de survie du trouble bipolaire*, *Manie et dépression*, *Qui suis-je quand je ne suis pas moi*, *Le miracle de la pleine conscience*, *Manger en pleine conscience*, *Maitriser ses émotions*, *Le complexe de la tortue*, *Cessez d'être gentil, soyez vrai !*, *La solution intérieure*... parmi des milliers de titres.

Cette abondance de titres participe, quelle que soit la sincérité de l'auteur.e, au bruit de fond sociétal qui tend à « psychologiser » les émotions et les faits sociaux et à n'avoir d'horizon que la quête du bonheur. En délivrant au lecteur avide d'espérance dans les temps incertains que nous traversons des leçons de vie rassurantes, positives... et standardisées, ces ouvrages proposent des solutions simples à des problématiques complexes. Ils éludent la question de l'altérité et entretiennent le mythe individualiste du « je suis le seul maître à bord de ma vie ». Telle une petite entreprise, la « MOI entreprise », nous entrons en concurrence avec celles des autres, toutes les « EUX entreprises ». Cette espèce de « start-up nation » généralisée porte le signe de l'ultracapitalisme sauvage, violent et ultra-concurrentiel contemporain où, seuls et sans pitié, les meilleurs triomphent et décident de la manière dont les perdants peuvent exprimer leur souffrance, tout en leur faisant croire au mythe de l'autonomie et de l'autoréalisation.

Le modèle psychiatrique dominant, biomédical, universitaire, pharmacologique et « scientifique » porté depuis 1980 par les versions successives du DSM, devenu la bible universelle, participe à cette industrialisation et standardisation des soins. Tout comme y participent les politiques de soins de la majorité des pays occidentaux qui gèrent les hôpitaux, y compris psychiatriques, comme des entreprises privées centrées sur l'efficacité, la rationalisation et la rentabilité. On y parle « franglais » : process (pour procédures), one to one (pour signifier que deux personnes se rencontrent pour une discussion), N+1 (pour supérieur hiérarchique), N-1 (pour subalterne), outreaching (pour signifier : apporter de l'aide à des personnes hors des milieux institutionnels) ainsi que « file active de patients » (pour évoquer les personnes qui sont prises en charge à un moment donné dans une structure de soins). Toute évaluation est quantitative (taux d'occupation, durée moyenne de séjour, file active (la revoilà !), nombre d'actes médicaux posés, etc...), très rarement qualitative bien « qu'orientée résultat ».

Les soignants sont réduits à des « équivalents temps plein » interchangeables, les personnes en souffrance à des « usagers » anonymes porteurs de symptômes. Dans les services d'urgence, on fait du tri, on hospitalise, brièvement si possible, dans des unités de crise et autres « high-intensive care, ou HIC » puis on établit un trajet de soins dont il est de bon ton de rappeler que le patient doit en être l'acteur... dans une pièce écrite par d'autres, ceux qui sont supposés savoir, les professionnels de la santé mentale ou plutôt ceux qui les subsidient. Le tout avec beaucoup d'ambition, mais – il ne faut pas exagérer, c'est la crise – sans grands moyens financiers, soit une sorte « d'excellence low-cost. »

Pour qualifier cette idéologie dominante sans autre ambition qu'économique et gestionnaire, nous utilisons délibérément le terme de psychiatrie industrielle et, pour l'illustrer, rien ne vaut un bon vieux mythe grec, en l'occurrence l'expression « lit de Procuste ».

Avant d'aborder l'histoire de ce triste sire, il convient encore de préciser que nos critiques ne portent pas sur des personnes mais sur des systèmes, sans toutefois oublier que ce sont les personnes qui construisent les systèmes. Et souvent, les systèmes, surtout lorsqu'ils deviennent dominants, détruisent les personnes.

Le lit de Procuste

Selon la mythologie grecque, Thésée, héros d'Ithaque et grand roi d'Athènes, avant d'affronter le célèbre Minotaure, a dû se battre contre plusieurs brigands. Parmi eux, le plus cruel se nommait Procuste ou, selon les différents récits, Procruste, ce qui peut se traduire par « celui qui martèle pour allonger ». Comme vous allez vous en rendre compte, ce surnom était largement mérité. Procuste avait l'habitude d'inviter tous ceux qui passaient devant sa maison bordant la route à manger puis à y passer la nuit, histoire de faire une pause avant de reprendre la route. Jusqu'ici tout va bien et la plupart des voyageurs ne résistaient pas à cette invitation d'autant qu'elle semblait gratuite et désintéressée. C'est au moment du coucher que le drame s'invitait. Le voyageur constatait que Procuste ne disposait que d'un seul lit. Et, avant de comprendre ce qui lui arrivait, Procuste forçait l'invité à se coucher dans le lit, l'attachait solidement puis, si le pauvre voyageur était plus petit que le lit, il lui déboîtait violemment les articulations jusqu'à ce que sa taille corresponde exactement à la longueur du lit. Si par contre le voyageur, toujours solidement ficelé, était plus grand que le lit, alors il n'hésitait pas à lui scier les membres à hauteur de tout ce qui dépassait du lit, passant ainsi, d'une bonne adresse dans le *guide du routard* à une maison de l'horreur digne de Stephen King.

Au fil du temps, le mythe du lit de Procuste est devenu la métaphore de la violence du conformisme, de tout ce qui tend à uniformiser les individus, à utiliser des modèles standardisés et déshumanisés où chaque individu singulier devient, souvent de force, une unité de production interchangeable et désincarnée. Ainsi, Edgar Allan Poe, dans sa nouvelle *La lettre volée*, également utilisée par Lacan – le revoilà –, utilise le lit de Procuste pour dénoncer la rigidité des investigations de la Police parisienne. Ernst Jünger, lui, convoque Procuste pour dénoncer l'illusion égalitaire des démagogues qui mettent en pratique l'égalité en... coupant des têtes. L'auteur du *Meilleur des mondes*, Aldous Huxley évoque également ce mythe pour dénoncer les savants modernes qui jouent avec le feu au risque de détruire toute trace d'humanité. Enfin, et dans le souci d'être exhaustif, Procuste est également convoqué dans le *Kamasutra* pour nommer une position sexuelle où les jambes d'un des amant·e·s dépassent du lit. Mais là, nous vous renvoyons à votre imagination et laissons les amant·e·s à leur plaisir, cette version de Procuste, et c'est le cas de le dire, sortant du cadre de notre propos.

Une fois le mythe expliqué, nous espérons que vous adhérerez à l'idée de reprendre à notre compte le lit de Procuste comme métaphore de notre société dominée par les statistiques, les probabilités, les algorithmes où les individus désormais prolétarisés, pour reprendre la formule de Roland Gori, sont autant d'unités de production, interchangeables et désincarnés au service d'une mondialisation dévastatrice s'appliquant avec méthode à sa propre destruction.

Les victimes de Procuste

À l'évidence, la psychiatrie contemporaine est devenue un gigantesque lit de Procuste.

Elle est désormais soumise à des protocoles standardisés selon les règles de « l'evidence based medecine » pour médecine basée sur les preuves, c'est-à-dire les études cliniques souvent universitaires et quasi toujours initiées ou sponsorisées par les firmes pharmaceutiques et leurs gigantesques intérêts financiers.

Ses diagnostics sont classificatoires, totalement décontextualisés et mondialisés, ne tenant plus compte des singularités individuelles, politiques, sociologiques, culturelles et spirituelles des personnes diagnostiquées. Il ne s'agit plus d'aller à la rencontre d'une personne, d'un individu singulier en souffrance, il convient désormais de repérer dans le discours du patient les différents symptômes qui permettront de le classer dans l'un des nombreux troubles mentaux décrits dans le DSM-5-TR, déjà cité. Ensuite, le sujet se verra, comme les invités de Procuste, réduit à un diagnostic tel que bipolaire, haut potentiel, borderline, pervers narcissique, Asperger, phobique social, dépressif, addict pour n'en citer que quelques-uns. Une fois le diagnostic posé, il sera « pris en charge », alors même qu'il serait bien plus juste et délicat de parler, de « pris en soin » dans le cadre d'un trajet thérapeutique incluant quasi toujours un traitement médicamenteux et associé à une psychothérapie majoritairement cognitive-comportementale, le tout dispensé par des professionnels spécialisés dans la prise en charge spécifique d'un des diagnostics susnommés. Une fois installé dans le train thérapeutique, le patient, désormais confondu à son diagnostic, n'a d'autre choix que de suivre le chemin tracé par un autre, un Grand AUTRE, le spécialiste, celui qui est supposé savoir... Malheur à celui qui refuse de monter dans le train de la file active de patients, il sera condamné à rester sur le quai.

Ainsi, en cherchant le nom d'un thérapeute, nous sommes tombés par hasard sur un site de thérapie cognitivo-comportementale. Facile d'usage et très convivial, il permet de sélectionner le thérapeute en fonction de plusieurs critères dont la province, la langue parlée, le groupe cible (enfants, adolescents, jeunes adultes, adultes, personnes âgées, couples, familles), les modalités (individuel, couple, familles, groupes thérapeutiques) avec la possibilité de l'option « télé-consultation » ... L'algorithme faisant le reste. Mais ce n'est pas tout. Afin de coller au plus près à la demande du futur usager et de rendre l'algorithme plus performant, le site ajoute une rubrique complémentaire « troubles traités ». Un clic et défilent les grandes catégories du DSM5 (troubles du développement, du spectre autistique, liés à une substance, de l'humeur, bipolaire, anxieux, post-traumatique, sexuels, alimentaires, psychotiques, du sommeil puis, pour finir, problèmes de douleur chronique, de couple, familiaux, professionnels). Dans cet inventaire à la Prévert – en moins poétique – il faut présélectionner la catégorie de troubles, UNE SEULE, dans laquelle on pense se reconnaitre puis cliquer... et le miracle se produit : une *short-list* de thérapeutes apparaît sur l'écran. Notez que, lorsque l'on choisit la case « troubles psychotiques », la *short-list* est vraiment très *short !* Et c'est ainsi que le futur patient montera dans le train DSM, dans la voiture du trouble choisi. Une fois le train en marche, il rencontrera le thérapeute de ladite voiture, en sachant qu'à la différence du Thalys, il n'y a pas de communication possible entre les différentes voitures, et bien sûr, il n'y a pas de wagon-bar, celui où les passagers peuvent se mélanger au risque de créer de l'inattendu. Pour ne pas tourner à la caricature, il est de bon ton de préciser que ce système a le mérite de faire monter le patient dans le train.

Les écorchés

À présent, nous vous proposons un petit exercice pratique. Pour ce faire, nous allons vous présenter une petite vignette clinique – c'est souvent ainsi que l'on appelle dans l'entre-soi psy une histoire de patients – au terme de laquelle nous vous demanderons votre avis.

Histoire de compliquer l'exercice, la vignette qui va suivre impliquera deux protagonistes qu'il conviendra d'aiguiller dans la bonne voiture DSM, face au thérapeute adéquat. Allez, c'est parti.

Un mineur non accompagné, intelligent, sensible mais plus souvent qu'à son tour arrogant et provocateur – appelons le monsieur A – croise, à la faveur d'une de ses fugues dont il était coutumier, le chemin d'un jeune adulte âgé d'une petite trentaine d'années, – appelons le monsieur P – instable, alcoolique et volontiers violent sous l'effet de l'alcool. C'est le coup de foudre. Rapidement, ils deviennent inséparables et font la bringue jusqu'à plus soif. L'aîné prend le mineur sous son aile, l'héberge et le présente à ses amis et à sa famille. Monsieur P est marié et père d'un enfant en bas âge. Rapidement, l'amitié de beuverie se transforme en une relation homosexuelle passionnelle et exclusive. Monsieur P délaisse ses amis, son travail et sa famille pour vivre sa passion avec monsieur A qui, de son côté, s'est rapidement mis à dos tout l'entourage de monsieur P tant son comportement et son obscénité devenaient insupportables. Insensible aux arguments de son entourage, monsieur P finit par abandonner sa famille pour vivre au grand jour son amour bohème. Les deux compères voyagent, s'enivrent, s'aiment et se déchirent au cours de disputes homériques. Monsieur A n'a rien à perdre, veut croquer le monde et se moque du scandale et du tumulte que son comportement déclenche partout où il passe. Monsieur P par contre a plus à perdre et passe par des phases dépressives et anxieuses, tiraillé qu'il est entre sa passion et sa raison. Il a même acheté, sans permis, au marché noir, un revolver avec lequel il envisageait de se suicider tant il se sentait dans une impasse. Le couple infernal poursuit néanmoins son errance de plus en plus conflictuelle. Par un beau jour d'été, à la suite d'une nouvelle dispute au cours de laquelle Monsieur A a menacé une nouvelle fois Monsieur P de le quitter, ce dernier, paniqué et à bout, se saisit du revolver et le pointe vers monsieur A … tire, heureusement vise très mal et le blesse superficiellement au poignet gauche. Une fois soigné, toujours mineur au moment des faits, monsieur A fut rapatrié dans son pays où sa mère l'attendait de pied ferme. Quant à monsieur P, il fût, lui, immédiatement placé en garde à vue pour tentative de meurtre.

Voilà pour la vignette clinique.

Et maintenant la question : dans quelle catégorie diagnostique placeriez-vous chacun des deux protagonistes de cette triste histoire ? Et à quels dispositifs de soins les adresseriez-vous ?

Ah oui, une précision nous paraît encore nécessaire. Cette histoire est vraie. L'épisode du coup de revolver a bien eu lieu. Cela s'est déroulé le 10 juillet 1873 à Bruxelles. Monsieur A, notre mineur, s'appelait Arthur Rimbaud, l'autre protagoniste, monsieur P, s'appelait Paul Verlaine. À la suite de cet épisode, Verlaine a été condamné à deux ans de prison, malgré que Rimbaud ait retiré sa plainte. Il a purgé sa peine à Bruxelles puis à la prison de Mons, cellule 252 où il a composé plusieurs poèmes édités par la suite dont le célèbre Le ciel est, par-dessus *…. Quant à Rimbaud, il n'a publié qu'un recueil de son vivant, à compte d'auteur, le désormais célèbre* Une saison en enfer *avant de cesser subitement d'écrire vers l'âge de 20 ans, privilégiant une vie* *aventureuse libertaire. Depuis sa mort en 1891, il est devenu le poète le plus célébré, commenté et adulé de l'histoire littéraire. Quant à l'arme du crime, le fameux revolver « le faucheux » (...cela ne s'invente pas), il a été vendu aux enchères chez Christie's à Paris en 2016 pour la modique somme de 434 500 euros...*

Finalement, laissez tomber la question...

Les outils de Procuste

La santé mentale n'est pas une statistique. Elle ne devrait jamais l'être. Et pourtant, elle tend à le devenir tant nous croulons sous les normes, la systématisation et l'homogénéisation des soins sans considération aucune pour le contexte local et la singularité des usagers réduits à des dossiers à traiter selon des dispositifs de soins définis par des critères « scientifico-économiques » de plus en plus imposés par les autorités sanitaires et de santé publique. Petite parenthèse sémantique : il importe, à ce stade, de préciser que « la santé publique » ne rime pas nécessairement avec « la santé du public », sachant que le « public » est constitué de personnes singulières n'ayant que peu à voir avec les statistiques.

Un des outils les plus efficaces de Procuste est certainement la mise en chiffres des mots et du vécu, dans une sorte de « novlangue », pour paraphraser Georges Orwell, afin de donner l'illusion de pouvoir objectiver la subjectivité sans la dénaturer. Les chiffres et les statistiques font la norme et semblent plus robustes et sérieux que les récits et les écrits. Les chiffres et ce qu'ils servent à quantifier diffusent un faux parfum de vérité. Quand on les triture et les torture, ils finissent toujours par avouer ce que l'on a envie de les entendre dire. D'autre part, les évaluations chiffrées ne mesurent que ce qu'elles sont capables de mesurer, à savoir du quantitatif. Combien de patients ont-ils été pris en charge ? Quelle est la durée de séjour ? Et le taux d'occupation ? À combien de séances de thérapie ont-ils eu droit ? Combien de fois ont-ils vu leur psychiatre ? Les traitements ont-ils été administrés selon les consignes administratives et de sécurité ? Quelles échelles d'évaluation avez-vous utilisées ? Puis enfin, après quelques autres questions de cet acabit, tombe la conclusion. Mais alors, finalement êtes-vous rentable ? A-t-on vraiment besoin de vous ? Et avec autant de personnel ? Pourquoi passez-vous autant de temps avec les patients ? Si vous preniez moins à cœur leurs problèmes, vous pourriez en voir plus et cela rapporterait plus d'argent à l'institution ! ... Quantitatif d'accord, mais alors, sous ce déluge de chiffres, comment évaluer la qualité d'un service, d'un dispositif de soins, d'une relation humaine et thérapeutique ? Ça, mon cher monsieur c'est de la philosophie, allez, on se revoit dans trois mois pour une nouvelle évaluation budgétaire...

Toute ressemblance avec des situations quotidiennes en milieu hospitalier est bien évidemment volontaire !

L'enseignement de « l'art de guérir » au XXIe siècle est devenu un solide allié de Procuste. Que reste-t-il de l'humanisme et de l'universalité de la formation médicale jadis élevée au rang d'art ? Au fil des réformes de l'enseignement universitaire, les études de médecine ont perdu leur caractère humaniste pour devenir un enseignement essentiellement technique et scientifique au même titre que, par exemple, les études d'ingénieur civil. Les aspects humains et relationnels du métier sont relégués à des cours optionnels et/ou peu valorisés dans l'évaluation des compétences. Les cours de philosophie, de psychologie et autre sensibilisation à la complexité et à la délicatesse de la relation soigné-soignant, soit le savoir-être, représentent la portion congrue d'une formation essentiellement axée sur un savoir-faire technique. De plus, du fait d'enjeux économiques et politiques, les places sont chères. À coup d'examens d'entrée et de numerus clausus, les études de médecine sont devenues une sorte de « Koh-lanta » géant où seul le meilleur triomphe au terme de six années de compétition permanente. Enfin, la plupart des évaluations se déroulant sur le mode du QCM, quasi sans question ouverte ni discussion critique, les meilleurs sont assurément des spécialistes… en QCM, mais seront-ils pour autant de bons médecins ? Pas sûr !

Hélas, la formation psychiatrique n'échappe pas à cette déshumanisation technicienne. Il est loin le temps où la psychiatrie était encore une discipline intégrative ouverte, au-delà de la « science », sur la complexité du « fait psychique », aux confins des neurosciences, de la sociologie, de la philosophie, de l'anthropologie, de la psychologie, de la culture et de la politique. Les pionniers de la psychopharmacologie avaient presque tous une formation psychanalytique, philosophique et scientifique. Leur pratique était ancrée dans la société et pas uniquement dans la technicité. La curiosité, l'audace et l'engagement dans la vie sociale coulait de source. Des débats parfois passionnants, toujours passionnés étaient monnaie courante. Des « écoles » revendiquaient un savoir que d'autres leurs contestaient… et réciproquement. Des formations thérapeutiques étaient proposées dans les universités mais aussi et surtout en-dehors. Progressivement, les approches humanistes bi-psychosociales ont cédé le pas aux modèles scientistes, biomédicaux et universitaires. Ces derniers, plus « normé-compatibles », sont susceptibles de publier des articles à tour de bras dans des revues scientifiques, souvent directement ou indirectement financées par « Big pharma », en langue anglaise pour les plus prestigieuses d'entre elles, et surtout jouissant d'un fort « impact factor », équivalant à des « likes » sur les réseaux sociaux. Les chercheurs universitaires sont tenus de publier pour justifier les budgets de recherches qui leur sont octroyés et les universités ont intérêt à recruter les plus prolifiques d'entre eux, car leur classement international dépend aussi de la quantité de production d'articles à haut *impact factor* publiés par leurs chercheurs. Pour faire court, l'enjeu est plutôt d'être publié, de préférence dans des revues prestigieuses, que d'être lu... La quantité au détriment de la qualité.

Dans ce mouvement capitaliste et scientiste mondial, la psychiatrie contemporaine n'a pas échappé à cette grande lessive. Soutenue par les différentes versions du DSM, elle s'est, à son tour, mondialisée avec la complicité, au passage, de l'industrie pharmaceutique qui a vite perçu la manne financière que pouvaient représenter les traitements des problématiques de santé mentale.

Progressivement, la psychopharmacologie et la thérapie cognitivo-comportementale se sont vu validées par la faculté et les autorités politico-sanitaires au détriment d'autres approches, dont la psychanalyse, considérée comme non scientifique car non évaluable selon les critères internationaux de l'« evidence based medecine ».

Enfin, une dernière et redoutable arme de Procuste est la « fin de l'histoire », soit la décontextualisation et l'oubli volontaire des écrits du passé. L'histoire de la médecine en général et de la psychiatrie en particulier n'est plus enseignée. Seuls quelques curieux s'y intéressent alors même qu'il est difficile de savoir où l'on va si l'on ne sait pas (ou plus) d'où l'on vient. C'est pour cette raison qu'avant d'imaginer demain, nous allons, dans le chapitre suivant revisiter brièvement l'histoire afin de comprendre comment on en est arrivé là.

Les gens qui doutent

Avant de poursuivre, nous vous proposons un second exercice synthétisant les effets parfois surprenants et inattendus de Procuste. Concrètement, nous souhaitons obtenir votre avis sur une étude portant sur un composant chimique qui a eu en son temps les honneurs de la presse.

Le magazine de santé de la chaîne télé France 5, via son journaliste scientifique Florian Gouthière a relayé, fin mars 2017, pour la première fois dans les pays francophones, une alerte scientifique partie des États-Unis dès les années 1990, concernant un produit chimique dangereux agissant comme un tueur silencieux : le « Monoxyde de dihydrogène ». La description des effets de ce produit est éloquente quant à sa dangerosité, tant sur la santé que sur l'environnement entraînant des conséquences sociales en cascade. De fait, en se concentrant uniquement sur les impacts sanitaires, la liste de ses caractéristiques fait froid dans le dos. Parcourons-les brièvement :

- Son inhalation, même en faible quantité, peut causer la mort par asphyxie.
- Sa forme gazeuse peut causer de graves brûlures.
- Sa forme solide, en cas de contacts prolongés, peut provoquer des lésions tissulaires.
- On en retrouve dans les biopsies de tumeurs et même dans des cancers en phase terminale.
- Il est l'agent principal de la survenue des œdèmes.
- Son ingestion peut induire des symptômes physiques désagréables comme des nausées, vomissements, sudations, une miction excessive etc.
- Une ingestion massive peut tout simplement entraîner la mort.
- Toutes les personnes entrées en contact avec ce produit sont mortes ou vont mourir.
- In vitro, il provoque l'éclatement des cellules.
- Ce produit est aussi régulièrement utilisé comme adjuvant dans les vaccins (oui, les vaccins !)
- Il est présent dans de nombreux produits alimentaires, même ceux labellisés bio (Où va-t-on ?!).
- On en trouve des traces dans le sang et les cheveux des enfants.
- Tous les toxicomanes en utilisent régulièrement.

Au terme de cette liste éloquente de méfaits, il était demandé aux auditeurs et lecteurs de réagir et de s'exprimer sur un projet de prohibition de ce produit. Une pétition a même été lancée pour faire pression sur les autorités euro-

péennes afin d'en interdire l'utilisation en Europe, sur tout le territoire, comme ce fût le cas pour le glyphosate.

Il est vrai qu'en 2007 déjà, un député néo-zélandais avait interrogé son Ministre de la Santé à propos de cette affaire.

En avril 2010, un parlementaire conservateur a prétendu sur son site avoir déposé un projet de loi pour interdire ce produit dans tous les bureaux fédéraux des États-Unis.

En Finlande, en 2011, à la faveur d'une élection législative, une pétition a circulé pour introduire une législation moins laxiste pour l'usage de ce produit. Environ 49 % des candidats, tous partis confondus, se sont montrés intéressés par un durcissement de la réglementation concernant l'usage de ce produit.

En avril 2013, des animateurs d'une radio locale américaine ont alerté leurs auditeurs sur le fait que du monoxyde de dihydrogène coulait dans leurs robinets. À la suite de cette alerte, de nombreux citoyens ont appelé la compagnie locale de distribution d'eau qui leur a assuré via un communiqué que l'eau du réseau était entièrement propre à la consommation et que les faibles quantités de monoxyde de dihydrogène circulantes étaient inférieures aux normes légalement admises.

Et vous, qu'en pensez-vous ?

Ah oui, avant de répondre sachez que le monoxyde de dihydrogène est l'autre nom scientifique, rarement utilisé, de… L'EAU, notre bonne H2O !

Il est vrai que beaucoup de ces alertes au monoxyde de dihydrogène ont été publiées autour du 1er AVRIL !

La première version de ce canular date de 1990 et a été revisitée en 1994, essentiellement dans des milieux scientifiques et portée à la connaissance du public anglo-saxon en 1997 par Nathan Zohner, alors élève de 14 ans.

Cette mystification permet de dénoncer tous les « Procuste » de l'univers scientifique, petits ou grands, en dénonçant pêle-mêle : la crédibilité du public face aux informations scientifiques formulées dans un jargon anxiogène, l'arrogance de certains scientifiques imbus de leur savoir et de l'étendue de leurs connaissances qui utilisent intentionnellement un jargon technique obscur pour jeter de la poudre aux yeux de leurs lecteurs, les considérant comme incultes et inférieurs et enfin, et peut-être surtout, l'irresponsabilité de certains politiques qui instaurent volontairement, via l'exploitation de ces discours pseudo-scientifiques, un climat de peur et de confusion... remember COVID!

Ceci étant dit, passons à l'histoire de la psychiatrie.

Hier : Un peu d'histoire : Comment en est-on arrivé là ?

Qui contrôle le passé contrôle l'avenir, clame un slogan du Parti, et qui contrôle le présent contrôle le passé.

Georges Orwell – 1984

Heavy mental

Vous savez ce qu'il y a de plus important dans la vie ? Le sens de l'humour. Si vous le perdez, vous êtes foutus.

Lemmy Kilmister

Il en va de la psychiatrie comme du *heavy metal*. Mais avec quoi vient-il là, me direz-vous ? Je m'explique. Au début, les choses sont assez claires. Le *metal* qui s'appelait alors « hard rock » émerge dans les années 60, essentiellement en Grande-Bretagne. Il puise ses racines dans le *blues* et le *rock* psychédélique du *Flower Power California* de la fin des années 60. On peut identifier les groupes pionniers assez aisément : Black Sabbath, Led Zeppelin, Deep Purple… Tous britanniques. Et AC/DC, me direz-vous ? Ah non, d'abord, ils sont australiens. Enfin, un peu britanniques mais ils vivent en Australie. Et surtout, ce n'est pas du *metal* mais du « hard rock »… la confusion s'installe !

Dans les années 80, après la période *Punk*, la Grande-Bretagne assiste à une explosion de groupes novateurs, que l'on appelle NWOBHM pour « la nouvelle vague du heavy metal anglo-saxon », avec des groupes comme Saxon, Judas Priest, Iron Maiden, Diamond Head et le légendaire et cher à mon cœur Motörhead de Lemmy Kilmister. La devise est simple : « Plus vite, plus fort et plus complexe ». Quelques temps après aux États-Unis, le *metal* se diversifie en sous-genres comme le « thrash metal », avec le fameux « Big Four » : Metallica, Slayer, Megadeth et Anthrax, encore plus vite, encore plus fort. À côté de cette ligne directe, il y a aussi le « Glam metal » ou « Air Metal », redonnant vie à l'esthétique kitsch des années 70 et du Bowie de la période Ziggy Stardust. À partir des années 1990, la diversité se développe encore avec le *nu metal*, le *dead metal*, le *black metal* de première et deuxième génération, souvent originaires de Scandinavie, le *doom metal*, le *pagan metal* ou *power metal*, le *metal hardcore* et même le *post metal*. Au fil des années, le monde du *metal* mute en une immense constellation de genres différents et variés. Alors même que les divers groupes de ce style musical et ce, dans toutes ses variantes et toutes ses générations confondues, remplissent aujourd'hui des salles, des stades et des grands festivals à travers le monde, selon les puristes de la musique, le *metal* s'apparente plutôt à du bruit ou au mieux, à une musique de sauvages décérébrés.

Tout comme le *metal*, la psychiatrie a elle aussi été traversée par de nombreuses théories et par des courants de pensées de plus en plus éclatés. De l'antipsychiatrie aux psychiatres biologiques en blouse blanche, qui revendiquent leur statut de docteur, en passant par les approches holistiques non officiellement reconnues par l'Académie. Bien que l'on parle de plus en plus de la santé mentale et de son importance dans la société, pour beaucoup de médecins, les psychiatres ne sont simplement pas des vrais médecins et de plus, ils sont aussi fous que leurs patients. C'est peut-être pour cela que j'ai co-écrit avec le professeur Nicolas

Zdanowicz *Tous fous ou la psychiatrie 5.0* qui évoque les conséquences de l'utilisation simpliste et naïve du DSM, dans lequel se trouve mon diagnostic. Ce serait certainement un « double diagnostic », le plus difficile à soigner : psychiatre et metalleux.

Brève histoire de la psychiatrie

Lorsque l'on s'intéresse à l'histoire de la psychiatrie, on ne peut que constater que notre discipline a toujours été intimement liée aux courants sociaux et politiques qui l'ont et qu'elle a traversés.

Le philosophe Ian Hacking parle de « NICHE ÉCOLOGIQUE » qu'il définit par « l'ensemble pluriel et complexe de conditions nécessaires à l'éclosion d'une maladie mentale dans une société donnée à un moment de son histoire ». Le psychiatre français Georges Lanteri-Laura évoque, lui, la notion de « PARADIGME », à comprendre comme « un ensemble de conceptions admises par tous pendant une certaine période de l'histoire, ensemble à l'intérieur duquel peuvent s'affronter des théories qui, sans cet ensemble, resteraient inconcevables ».

Que l'on parle de niches écologiques ou de paradigmes, ces deux concepts renvoient au fait que la vision des pathologies psychiatriques et de leurs traitements respectifs est fluctuante et fortement liée à l'air du temps et à la doxa dominante de l'époque. Ainsi, les conditions de vie et les courants de pensées dominants vont permettre l'expression, au fil du temps et des époques, de différentes maladies mentales, éphémères pour certaines, durables pour d'autres.

La folie avant la psychiatrie

Un premier paradigme que l'on pourrait qualifier de « préhistorique » correspond, pour faire court, à la psychiatrie d'avant le XIXe siècle, quasi inexistante dans les faits. Durant des siècles, la folie était un terme complexe et mal défini, pris en charge dans la sphère privée ou au sein de quelques rares institutions religieuses.

Au fil du temps et en conséquence de la croissance économique dans les sociétés devenues plus libérales, les familles nanties, de plus en plus accaparées par leurs affaires, ont financé des services pour s'occuper de leurs malades mentaux. Ce fut la naissance des cliniques privées en plus des institutions religieuses. Plus tard, les États ont progressivement pris la main en créant de façon systématique des institutions publiques pour prendre en charge – pas encore en soins – les malades mentaux.

Dans la Grèce antique de Périclès, près de quatre cents ans avant notre ère, apparaît celui que l'on considère aujourd'hui encore comme le père de la médecine, Hippocrate, célèbre pour son serment fondateur des règles éthiques que tout médecin s'engage solennellement à respecter dans sa pratique quotidienne. Il est également considéré comme celui qui a mis le divin à l'écart de l'étiologie des maladies en évoquant des causalités naturelles. C'est au cœur de cette époque révolutionnaire et fondatrice de la médecine moderne que les troubles mentaux commencèrent à être reconnus et nommés dans les livres savants. Ainsi apparaissaient des termes comme manie, mélancolie et hystérie. L'idée que la folie est liée à une cause naturelle impliquant un déséquilibre en découle.

Bien que l'on sache finalement peu de choses d'Hippocrate hors des légendes le concernant, on lui attribue la théorie des quatre humeurs reposant sur deux grandes catégories : l'air, le feu, l'eau et la terre d'une part ; le chaud, le froid, le sec et l'humide d'autre part. Les différentes combinaisons de ces deux catégories donnent les fameux quatre tempéraments : bilieux (feu, chaud et sec pour la colère, aussi appelé bile jaune), atrabilaire (terre, froid, sec pour la tristesse et le chagrin aussi appelé bile noire), flegmatique (eau, froide et humide, calme, imperturbable voire apathique) et enfin le sanguin (feu, chaud et humide pour l'humeur gaie et parfois explosive).

Cette théorie millénaire a donné lieu à des traitements absurdes, violents et contre-productifs comme la saignée et fut, dès le siècle des Lumières, progressivement abandonnée car jugée sans fondement scientifique. À noter toutefois qu'elle a fait une brève réapparition fin dix-huitième, début vingtième siècle sous le nom de « théorie humorale » avant de disparaître dans les oubliettes de l'histoire. Malgré son statut historique et pittoresque, notre langage courant est encore imprégné de cette théorie. Ne dit-on pas de l'un « qu'il se fait de la bile », d'un autre qu'il est « sanguin », d'un autre encore qu'il « broie du noir » sans oublier celui qui est, au choix, « lymphatique ou flegmatique ». Bien évidemment, durant l'Antiquité et avec l'essor du christianisme, les troubles mentaux ont longtemps été considérés comme des aliénations et des possessions induites par des entités démoniaques et diaboliques. Chassez le religieux par la porte, il rentre par la fenêtre.

Au Moyen Âge, alors que l'Église est omniprésente, la folie peut se faire possession et parfois divine ; rappelons-nous « le pauvre d'esprit », « l'innocent » auquel le Christ a promis le paradis. Le fou vivait généralement avec ses proches et sa famille et certains même, les « fous du roi », fréquentaient la table des seigneurs. Seuls les fous les plus dangereux étaient emprisonnés dans des structures laïques ou religieuses. Les méthodes de soins utilisées étaient variées : exorcisme, thérapies de choc sensées « remettre les idées en place » ou, traitement cruel et fantaisiste, l'extraction du cerveau de la « pierre de la folie ». Et enfin, quand rien ne fonctionnait, il restait le bûcher pour crime de sorcellerie.

Remarquons au passage que ce même bûcher était utilisé contre les femmes « médecins », considérées comme sorcières, qui en alliance avec la nature et des générations de femmes avant elles, avaient compris la puissance des plantes pour guérir presque tous les maux qui accablent l'humain. Cette méfiance toute masculine des guérisseuses a perduré à travers les siècles (on en trouve un bel exemple dans la série *Outlander*) jusqu'à nos jours où des grands médecins hospitaliers, mâles alpha, ont beaucoup de mal à voir arriver dans leur service des femmes médecins de plus en plus nombreuses, certaines ayant même l'outrecuidance d'être enceinte !

Bref pour les fous acceptables et souvent issus de famille nobles et nanties, l'isolement, la protection et des soins « bienveillants » ; pour les autres, la torture au nom de la science ou le bûcher au nom de Dieu.

Dignity

Une petite bourgade flamande dénommée Gheel (aujourd'hui Geel, en province d'Anvers) fut en quelque sorte pionnière de la future thérapie institutionnelle en accueillant des « fous » au sein de la ville, que l'on appelait « geckenof sotten ». Tout commença au VIIe siècle, lorsqu'une princesse irlandaise du nom de Dymphne trouva refuge à Gheel pour échapper à son père devenu fou et, croyant retrouver sa femme défunte en sa fille, voulut l'épouser. Il finit par la retrouver dans son refuge flamand et, n'arrivant pas à ses fins, il la décapita. À la suite de cette légende, la princesse fut reconnue comme vierge et sainte et un pèlerinage fut organisé en son honneur et son souvenir. Au fil du temps, elle fut considérée comme étant « la sainte qui guérit les fous », devenant de facto la Sainte patronne des « possédés », des aliénés, des fugueurs, mais aussi des soignants. Dès le XVe siècle, l'Église établit une « chambre des malades » mais ces derniers devenant de plus en plus nombreux, les « patients » furent accueillis par les villageois ; le gîte et le couvert contre une participation aux activités agricoles et domestiques. Cette pratique se fit bientôt connaitre dans toute l'Europe et se perpétua au fil des décennies, voire des siècles, avec bien évidemment des adaptations et des évolutions mais toujours dans l'esprit d'un accueil familial sans mur ni gardien. Actuellement, un centre de soins familial en psychiatrie est toujours en activité. Bien qu'il soit, depuis 1991, intégré à l'hôpital psychiatrique de Geel (OZP Geel), il continue à faire vivre l'utopie née il y a 700 ans et illustre qu'il est possible d'apporter du soin en dehors des institutions. L'historien Bart Van Loo évoque Gheel dans son magnifique livre Les Téméraires. Il raconte l'arrivée à Gheel du célèbre peintre flamand des Pays-Bas bourguignons, Hugo van der Goes. Ce dernier souffrait de ce que l'on appelle aujourd'hui une dépression caractérisée sévère avec caractéristique mélancolique. Après l'avoir écouté, le prieur Thomas de Vessem chercha dans la Bible un épisode où l'on retrouvait un cas similaire. Il chercha et trouva dans l'Ancien Testament l'histoire du roi Saul qui semblait proche de celle de van der Goes. Saul fut guéri par la musique. Le prêcheur, en précurseur de la musicothérapie, prescrivit cette thérapie au peintre, malheureusement sans succès. Il semble que van der Goes ait fini par guérir avec le temps et il put ainsi quitter Geel pour rejoindre le couvent de Rouge-Cloître à Bruxelles.

Au-delà de l'anecdote, cette histoire ne peut qu'inviter à lire Les Téméraires ou encore écouter le podcast de la RTBF consacré aux Téméraires et raconté par l'auteur lui-même. Pour les amateurs de peinture, l'œuvre la plus connue de van der Goes La mort de la Vierge est visible au Groeningen Museum à Bruges. Un autre peintre, Émile Walters, a réalisé un tableau en 1872 représentant van der Goes en pleine mélancolie. Le tableau intitulé Le peintre Hugo van der Goes au couvent de Rouge-Cloître est visible aux musées royaux des Beaux-arts de Belgique à Bruxelles. Cette histoire nous mène du Haut Moyen Âge à la Renaissance.

Durant cette faste période qu'est la Renaissance s'ébauche une vision plus « humaniste » de la folie comme faisant partie de la nature humaine, portée par les auteurs comme Rabelais, Montaigne, La Fontaine ou Erasme. Cependant, encore une fois, il convient de distinguer le « bon » fou – celui qui se soumet au discours dominant en acceptant de tout faire pour s'éloigner de son animalité afin de se rapprocher de la part d'humain qui est en lui – du « mauvais » pauvre ou du « mauvais » fou – qui refuse de se soumettre et de renoncer à son animalité, ce dernier devant être isolé, enfermé et châtié afin de ne pas générer une contagion délétère pour la société. Plus de bûchers donc, mais des établissements de « soins » à caractère carcéral, généralement isolés et éloignés des villes et villages car on n'est jamais trop prudent.

Durant le siècle des Lumières, sur fond du « Contrat social » de Rousseau, de « L'Esprit des lois » de Montesquieu et du « Je pense donc je suis » de Descartes, l'esprit et la pensée définissent l'ordre de la raison, à laquelle s'oppose la déraison, le déraisonnable. Le fou ne peut penser puisqu'une pensée ne peut être folle. Bien évidemment, dans cette construction raisonnable, le fou ne peut rien apprendre à celui qui pense, sauf à le mettre en garde contre les errements de la déraison. Les asiles ont continué à se développer, toujours loin des villes, où les patients pouvaient y vivre leur folie mais en se heurtant en permanence aux murs et aux règles de cette microsociété asilaire, le tout, bien entendu pour leur bien ! De cette époque datent les premières nosologies qualitatives qui séparent radicalement le normal du pathologique, comme deux catégories imperméables l'une à l'autre et classent les troubles de la raison selon leur gravité estimée. Par exemple, il y a « l'imbécile » (terme médical courant à l'époque), celui qui s'écarte de la raison sans le savoir puisqu'il n'est pas en capacité de penser, le « fragile » qui s'écarte de la raison en pleine conscience parce qu'il est emporté par ses passions dont il est esclave et enfin, il y a le « vrai fou », celui qui s'écarte de la raison avec la persuasion qu'il la suit. Aux experts (déjà) de définir qui est qui et comment le soigner... ou le punir.

La légende de la naissance de la psychothérapie émerge à la faveur de la Révolution française et singulièrement grâce au célèbre Philippe Pinel, nommé médecin-chef de la Salpêtrière en 1795 qui, avec son collaborateur Jean-Baptiste Pussin, décida de libérer les fous de leurs chaînes et créa la première école de ce qui, plus tard, s'appellera « la psychiatrie ». L'implication de Jean-Baptiste Pussin (et de son épouse) a longtemps été minimisée par les historiens. Et pour cause, il venait du peuple et était en quelque sorte le premier « pair-aidant » de l'histoire alors même que Pinel était déjà un médecin reconnu qui avait entre autres déjà travaillé à l'asile de Bicètre. Une autrice, Marie Didier, a rendu un vibrant hommage à Jean-Baptiste Pussin dans un livre disponible en format de poche *Dans la nuit de Bicêtre*. Pour la petite histoire, si le nom de Pinel figure dans tous les manuels d'histoire de la psychiatrie comme celui qui a libéré les fous de leurs chaînes, Pinel est aujourd'hui aussi... le nom d'un système de contention qui, c'est écrit sur leur site – praticima –, « permet de satisfaire aux besoins de contention de tous niveaux avec un seul système ». Plus loin, on apprend que « dans la contention d'urgence, le patient agressif peut être immobilisé en sept points en dix secondes » et tout cela avec « confort, sécurité, rapidité, hygiène et liberté (toute relative... ça c'est nous qui l'écrivons) de mouvement ». (Remarque : c'est cette marque que nous utilisons dans notre clinique... le moins souvent possible). Si l'acte de libération des chaînes n'est qu'une fiction inventée par le fils de Pinel, Scipion, dans le but de raviver la mémoire de son père alors un peu oublié, il n'en reste pas moins que le binôme Pinel/Pussin présage l'image du psychiatre hospitalier et de l'infirmier-chef, figures de la gouvernance future de nombreuses institutions psychiatriques. On doit également à Pinel l'introduction du « traitement moral », lointain ancêtre de la psychothérapie, ainsi que le premier « traité médicophilosophique sur l'aliénation mentale » qui distinguait quatre grandes catégories : la simple mélancolie (ou délire partiel), la manie (ou délire généralisé), la démence (ou affaiblissement intellectuel généralisé) et enfin l'idiotisme (ou abolition totale des fonctions et de l'entendement). Enfin, il suscita des vocations qui firent rayonner la psychiatrie française dans le monde occidental, Amérique comprise.

Durant la première moitié du XIXe siècle, les successeurs de Pinel, Jean-Etienne Esquirol en tête, mettent en place un système asilaire très rigide, où « les fous », majoritairement placés d'office sans leur consentement, devaient être cachés à la vue des bons citoyens ! Ce n'est pas pour rien que ces institutions ont pratiquement toutes été construites en-dehors des villes pour éviter tout risque de « contamination » des braves gens. Dans la foulée, les aliénistes – deux précautions valent mieux qu'une – ont également été ostracisés par la population. Il en reste encore des traces de nos jours avec des dialogues récurrents :

– Vous êtes médecin spécialiste ?

– Oui

– Vous avez dû faire beaucoup d'années d'études !

– Oui

– Et quelle spécialité ?

– Psychiatrie

– Ah bon .... je dois y aller ! (Par perte soudaine d'intérêt... ou par peur d'être "analysé").

Le pire pour les enfermés était que les traitements barbares de l'époque n'avaient rien à envier aux punitions. Ce modèle de l'asile comme lieu d'enfermement avec son caractère autarcique, déshumanisant et totalitaire a imprimé durablement les esprits de nombreuses générations jusqu'à nos jours. Bien plus tard, après la Seconde Guerre mondiale et son lot d'atrocités, des psychiatres se sont opposés à ce modèle totalitaire et ont créé le mouvement de la thérapie institutionnelle, non pas dans un déni de la maladie mentale mais pour faire tomber les murs, désaliéner et aller à la rencontre des patients en souffrance considérés comme égaux en humanité. Nous y reviendrons mais sachez déjà que ce modèle continue à nous inspirer dans notre pratique quotidienne. C'est avec Pinel et Pussin, que le paradigme « préhistorique » a cédé la place au premier paradigme « historique » celui de « l'aliénation mentale », seule représentation de la pathologie mentale, donnant le nom d'aliéniste aux futurs psychiatres. Cette époque se clôture au milieu du XIXe siècle pour donner naissance à un deuxième paradigme annonciateur de la psychiatrie contemporaine, de la première révolution industrielle et capitaliste de la fin du XIXe siècle.

La lente émergence de la psychiatrie jusqu'à nos jours

Ce n'est qu'en 1808 qu'apparaît pour la première fois le terme de « psychiatrie », inventé par un certain Johann Christian Reil pour appuyer le caractère scientifique et médical des méthodes et traitements psychiques. Ce terme est officiellement enregistré en 1842 mais n'est guère utilisé avant le début du XXe siècle. Les psychiatres, osons les appeler ainsi, vont désormais considérer, à la suite d'un article de Jean-Pierre Falret publié en 1854, qu'il n'existe non pas une seule maladie mentale mais bien plusieurs qu'il conviendra de décrire et de classer. La figure de proue de ce courant résolument scientifique, l'Allemand Emil Kraepelin a, entre autres, défini les symptômes de la « démence précoce » et écrit les premiers manuels de classification des maladies mentales, ancêtres de notre actuel DSM. Comme pour le DSM, Kraepelin a rédigé plusieurs manuels au fil des ans afin d'y intégrer les nouvelles découvertes. Dans la foulée, sous la plume d'un psychiatre suisse, Eugen Bleuler, apparaissent les termes d'autisme et surtout de schizophrénie. Notons qu'entre Kraepelin et Bleuler, s'est déroulée l'impensable boucherie de la guerre 1914-1918. Cette « der des ders » a considérablement marqué les soignants tant ils ont été confrontés à la souffrance extrême, à l'absurdité de la guerre totale et à l'effondrement du mythe de la grande Europe humaniste, progressiste et porteuse de valeurs culturelles exemplaires et universelles.

À la même époque, à Vienne, un neurologue, Freud, avec d'autres, crée et popularise la psychanalyse. Il deviendra l'un des penseurs les plus célèbres du monde à l'origine d'une théorie et d'une pratique clinique devenue une « niche écologique » certes critiquée, mais toujours debout de nos jours. Les deux modèles – biomédical d'un côté, psychologique de l'autre – vont rapidement s'opposer, parfois violemment dans un affrontement qui fait penser à la Guerre de Cent Ans entre deux visions du soin longtemps incompatibles ; d'une part, une vision biomédicale, classificatoire et qualitative : il y a les malades mentaux d'un côté et les gens en bonne santé de l'autre, ces derniers devant d'ailleurs être protégés des fous, de la folie et par extension de ceux qui les soignent, les psychiatres ! D'autre part, une vision bio-médico-sociale et humaniste. Pour faire simple : selon les uns, les symptômes de la folie doivent être éradiqués, selon les autres, ces mêmes symptômes doivent être aussi entendus comme des expressions de l'inconscient qu'il convient de comprendre. Cet affrontement marquera durablement le champ de la santé mentale et donnera lieu à des affrontements homériques entre les tenants les plus acharnés du modèle biologique et du modèle psychanalytique, affrontements et clivages qui vont se poursuivre à travers les paradigmes à venir et jusqu'à nos jours.

Au paradigme de « la maladie mentale » succède celui des grandes structures psychiques : névroses, psychoses et perversion. Ce modèle a perduré, grosso modo, du début du XXe siècle jusqu'aux années 1970.

C'est au début des années 1980, décennie de l'envolée de l'ultra-libéralisme symbolisée par Tatcher et Reagan, qu'émerge le paradigme dominant et avec l'arrivée du DSM-III, outil providentiel permettant aux psychiatres d'enfin être reconnus comme des « vrais » médecins pour les uns ; « no futur » de la pensée psychiatrique et « novlangue » destructrice et réductrice de l'humain et du lien pour les autres. Nous y reviendrons.

Tout au long de son histoire, la psychiatrie a toujours eu l'ambition, parfois aveuglante, de guérir les malades mentaux. Après une longue période d'impuissance, résumée par la formule : un pronostic toujours, un diagnostic souvent, un traitement... jamais, les psychiatres du début du XXe siècle se sont laissé séduire par le modèle médical. Ce fut l'époque de l'empirisme médical compris au sens de Claude Bernard : « Un ignorant qui a conscience de son ignorance et cherche à en sortir ». Cet empirisme thérapeutique a servi de socle à ce qui deviendra plus tard « la psychiatrie biologique ». Progressivement, le modèle médical adapté à la psychiatrie s'est mis en quelque sorte à fonctionner à l'envers. Ce sont, à partir des années 1950, les nouveaux traitements pharmacologiques qui ont permis d'accomplir des progrès dans la connaissance des bases biologiques supposées des maladies mentales. Chaque nouveauté thérapeutique a suscité un enthousiasme aveugle, assorti de développements théoriques souvent simplistes. Certaines sont tombées dans l'oubli, d'autres dans l'opprobre. Ainsi, les années 1920 ont donné naissance à un premier paradigme thérapeutique, la « malaria thérapie » qui avait la prétention d'apaiser la souffrance à défaut de la guérir.

À la fin des années 1930, un nouveau paradigme s'impose, porté par la théorie du « choc » assortie de techniques aujourd'hui considérées obsolètes et assez choquantes à l'exception de la plus célèbre d'entre elles, encore utilisée de nos jours, l'électrochoc pudiquement et scientifiquement nommée « sismothérapie ». Deux autres thérapies de choc l'ont précédée avant d'être totalement oubliées, il s'agit du « choc au cardiazol » et, un peu plus connu, de « l'insulinothérapie ». L'idée sous-jacente à l'instauration de ces traitements assez violents, qui puise son origine dans la préhistoire de la psychiatrie, est que le choc remettra les neurones en place ! Il faut dire qu'à l'époque, l'acte de « guérir » passait par la maîtrise de l'agitation. Lorsque toutes ces techniques échouaient, il ne restait qu'à envisager la leucotomie, plus connue sous le nom de lobotomie, comme traitement de la dernière chance. De nos jours, la « chirurgie du comportement » fait toujours partie de l'arsenal thérapeutique mais dans une version beaucoup plus précise et dans des indications tout aussi précises comme les TOC (troubles obsessionnels compulsifs) très sévères et invalidants. L'électrochoc, lui, bien que toujours utilisé dans des situations graves et résistantes, a laissé la place à la « stimulation magnétique trans-crânienne ».

Les années 1950 ont, elles, donné naissance au cinquième et toujours actuel paradigme, celui de la psychopharmacologie. L'arrivée dans l'arène des médicaments psychotropes a considérablement accéléré le « modèle médical inversé » en centrant quasi exclusivement la recherche, désormais largement financée par « BIG PHARMA », sur les neurotransmetteurs NA, pour noradrenaline, 5HT pour la sérotonine, DA pour dopamine, souvent appelée molécule du plaisir. Ce modèle neurophysiologique réducteur et assez simpliste au regard de la complexité de notre système cérébral a donné naissance à quatre grandes classes de médicaments : antidépresseurs, neuroleptiques, renommés antipsychotiques dans un enthousiasme puéril, anxiolytiques / somnifères et enfin régulateurs de l'humeur, définissant ainsi les grandes catégories des troubles mentaux tels que définis dans le DSM III et ses successeurs jusqu'à nos jours. L'historien des sciences, Philippe Pignarre n'a pas hésité à surnommer ce modèle biomédical (symptôme, diagnostic, traitement – issu des catégories citées ci-dessus, guérison) « petite biologie », qui est à la complexité des neurosciences ce que la musique militaire est à la musique.

Il est impossible d'évoquer les évolutions de la psychiatrie sans convoquer le fameux DSM, pour manuel diagnostic et statistique des troubles mentaux. Grâce (ou à cause selon les points de vue) à cet outil codifiant reposant sur un consensus d'experts, la société peut désormais « scientifiquement » décider de ce qui, dans les comportements humains relève officiellement d'une maladie mentale reconnue. Depuis la parution de la troisième version au début des années 1980, le DSM s'est imposé comme une sorte de bible des troubles mentaux. Tout psychiatre qui se respecte se doit de le posséder dans sa bibliothèque. Il fournit environ 1,5 Kg de descriptions et de classifications détaillées des diverses souffrances susceptibles d'affecter l'esprit humain.

Le premier DSM a été publié en 1952. Au fil du temps, cet outil, relativement confidentiel hors des États-Unis et de quelques autres pays anglo-saxons jusqu'au DSM III, s'est imposé, mondialisation oblige, comme une véritable et redoutable arme sociale financièrement fructueuse et a été traduit dans le monde entier. Aux États-Unis, en 1840, l'expression « maladie mentale » ne recouvrait, comme en Europe, qu'une seule forme de folie : l'aliénation mentale, sans grande définition. En 1881, on notait sept maladies : la manie, la mélancolie, la monomanie, la parésie, la dipsomanie et... l'épilepsie. C'est, rappelons-le, vers la même époque, que l'on commençait à parler de l'hystérie. En 1840, des aliénistes du sud des États-Unis, ont même défini une forme de démence qui ne se développait que sur leurs terres sudistes et qui répondait au doux nom de « drapetomanie » pour définir l'envie pathologique et incontrôlable chez l'esclave d'échapper à l'esclavage. C'est dans les années qui ont suivi la Seconde Guerre mondiale qu'est publiée la première édition du DSM, sous l'égide de « l'association américaine de psychiatrie » et majoritairement écrit par des psychiatres militaires qui, durant la guerre, ont tenté de repérer et de classifier les troubles divers qui affectaient les soldats : épuisement au combat, traumatismes dus aux bombardements et de manière générale les symptômes qui s'appelleront plus tard PTSD, pour troubles de stress post traumatique. Lorsque fut publié ce premier DSM en 1952, il ne comportait que vingt-six troubles mentaux, chaque trouble présenté comme une réaction à des causes observables.

Le DSM II, paru en 1968, a lui été fortement influencé par les courants culturels, sociaux et politiques qui secouaient les États-Unis depuis le début des années soixante. C'est ainsi que dans sa deuxième version en 1974, fut prise la fameuse décision d'exclure l'homosexualité de la liste des troubles mentaux.

Les DSM III, parus en 1980 et en 1987 pour l'édition DSM III-R énumèrent près de trois cents maladies, le DSMIV et son successeur DSMIV-TR, respectivement publiés pour le premier au début des années 1990 et pour le second au début des années 2000 décrivaient plus de quatre cents formes différentes de troubles mentaux. L'inflation diagnostique a continué avec le DSM 5, paru en 2013.

Actuellement, nous vivons sous le règne du DSM 5-TR paru dans sa version française en novembre 2023. Depuis les années 80, chaque parution s'accompagne de virulentes polémiques. Bien qu'il sorte de notre propos de les expliciter toutes, pour clore cette promenade subjective dans l'histoire de la psychiatrie, nous en avons sélectionné deux.

La première concerne l'idéologie politique, machiste et conservatrice de la plupart des experts rédacteurs du DSM. Pour protester sur cet état de fait, une psychologue universitaire Paula Caplan a très sérieusement proposé, arguments à l'appui, de valider la création d'un nouveau diagnostic, celui de « trouble de la personnalité délirante » dont une des caractéristiques centrales est liée à la tendance, pour l'homme, à se sentir exagérément menacé par les femmes qui ne cachent pas leur intelligence. Il faut savoir que longtemps le panel d'experts était à 86% de sexe masculin, plutôt âgés et conservateurs.

Le psychiatre Richard Bentall, quant à lui, dès 1992, a fait une proposition de classer le « bonheur » parmi les désordres psychiatriques dans une parodie imperturbable de l'approche pseudo-scientifique digne des plus belles impostures intellectuelles. Bentall précise son propos et argumente de la manière suivante : « Nous pouvons affirmer que le bonheur se caractérise généralement par une humeur positive, parfois qualifiée d'exaltation de joie, bien que certains traits puissent ne pas se retrouver dans les formes moins graves appelées contentement (...) les composants comportementaux du bonheur sont moins faciles à caractériser mais on a relevé certaines expressions du visage comme le sourire (...) D'autre part, les gens heureux sont plus souvent insouciants, impulsifs et imprévisibles dans leur agir (...) Pour une raison quelconque, les gens heureux semblent intéressés à imposer leur état à leur famille et à leurs collègues moins heureux et ont tendance à multiplier les contacts interpersonnels ludiques et les activités sociales en faveur des autres (...) enfin, les gens heureux font montre d'un manque général d'objectivité et de réalisme qui oblige à conclure qu'ils devraient être regardés comme victimes d'un trouble psychiatrique et que leur maladie serait baptisée trouble affectif important de type agréable ». Quelle belle conclusion que d'espérer que nous serons de plus en plus nombreux à succomber à cette douce folie !

Où sont les femmes ?

« Je porterai des robes et montrerai mes seins quand les hommes commenceront à s'habiller avec une sorte de pantalon qui montrera leur... ».

Cette phrase a été prononcée par la première femme psychiatre. Elle était française et s'appelait Madeleine Pelletier. Voici son histoire. La petite Madeleine naît en 1874 à Paris, au sein d'une famille assez pauvre. Elle doit arrêter ses études à douze ans mais s'intéresse déjà beaucoup aux problèmes de société de son époque au point que, dès l'âge de quinze ans, elle fréquente brièvement le milieu des anarchistes qui lui fait prendre conscience de l'importance du savoir et des connaissances et l'incite à reprendre des études, ce qu'elle fit en s'assumant seule. À la mort de ses parents, elle rencontre une sorte de mécène, l'anthropologue Charles Letourneau, qui la soutient intellectuellement et financièrement. Ce soutien infaillible lui permet d'entrer à l'université en 1898. Elle faisait alors partie des quelques 109 femmes inscrites pour 4500 hommes, vive la parité ! Ses études l'amenèrent à s'intéresser à l'anthropologie, dont les théories académiques couramment admises à l'époque étaient portées par Paul Broca… celui qui a donné son nom à une aire du cerveau, l'aire de Broca, responsable du traitement du langage.

Broca était également connu et reconnu pour ses études sur la taille du cerveau et le lien entre cette taille et l'intelligence. Sa théorie est au fond assez simple : le cerveau est plus gros chez les hommes blancs en général, que chez les médiocres, les pauvres, les races inférieures et… les femmes. Madeleine Pelletier, féministe dans l'âme, n'a pu accepter ce discours machiste et raciste. Elle a décidé dès lors de s'engager dans l'étude de la médecine, imitant en cela Elisabeth Blackwell, qui fut en 1849 la première femme à exercer la médecine. Madeleine souhaitait ardemment s'occuper des pauvres et des plus fragiles. Elle décida alors de passer le « concours des internats des asiles ». On ne parlait pas encore beaucoup de psychiatrie à cette époque. Malheureusement, son inscription était impossible car légalement irrecevable, du fait que seules les personnes jouissant de leurs droits politiques pouvaient s'inscrire à ce concours. En clair, seuls les hommes pouvaient s'y inscrire, les femmes n'ayant pas droit au vote et dès lors considérées comme privées de leurs droits politiques. Qu'à cela ne tienne, Madeleine n'allait pas en rester là et, soutenue par le premier quotidien féministe français La Fronde, fondé en 1897 par Marguerite Durand, elle portera l'affaire en justice et obtiendra gain de cause. C'est ainsi qu'elle fut admise à passer le concours en 1906 et c'est à ce titre qu'elle est reconnue comme la première psychiatre de l'histoire, alors même qu'il semble qu'elle n'ait pas tout à fait réussi le concours et qu'elle n'a pas vraiment exercé comme psychiatre mais comme généraliste. Par contre, elle s'est donnée corps et âme à la cause féministe, socialiste, un temps communiste et humaniste. Elle n'aura de cesse d'apporter ses soins aux plus pauvres et fut l'une des premières féministes à promouvoir l'interruption volontaire de grossesse, qui à l'époque était qualifiée de « crime d'avortement » susceptible de lourdes peines de prison. Elle a d'ailleurs été dénoncée et arrêtée en 1939 pour avoir aidé une adolescente violée par son frère à avorter. La punition pour Madeleine ne fut pas la prison mais l'asile, comme internée cette fois-ci et non plus comme soignante. Elle y décèdera cette même année 1939 des suites d'un AVC. Ainsi, la première psychiatre de l'histoire qui ne l'était peut-être pas vraiment est morte internée dans un asile. Néanmoins, grâce à son courage, son engagement, sa pugnacité et son dévouement, elle a ouvert l'accès à la profession de psychiatre aux femmes et de nos jours, selon des statistiques récentes françaises, deux tiers des jeunes psychiatres sont des femmes et toutes générations confondues, les femmes représentent un peu plus de 50% des psychiatres en activité, ce qui est plutôt une bonne nouvelle, n'est-ce pas ?

Pour clôturer cette première partie, je vous propose un témoignage littéraire :

Suivant la célèbre réplique du western classique de John Ford *L'homme qui a tué Liberty Valance : Quand la légende est plus belle que la réalité, publiez la légende*, la première parole de patient est celle du « chef » Bromden, le géant indien supposé sourd et muet du livre *Vol au-dessus d'un nid de coucou*. La voici :

« Si je voulais entendre, il fallait continuer à faire le sourd ! La nuit précédant le départ, au fond de mon lit, je remuais tout cela dans ma tête. Je pensais à la comédie que je jouais toutes ces années pendant lesquelles j'avais réussi à persuader tout le monde que je n'entendais rien de ce qu'on disait, et je me demandais si je pourrais me comporter autrement, un jour. Mais je me rappelle encore une chose : ce n'est pas moi qui avais commencé à me conduire comme si j'étais sourd. C'est les gens qui, les premiers, se sont mis à faire comme si j'étais trop bouché pour entendre, voir ou dire quoi que ce soit. Ça ne datait pas de mon entrée à l'hôpital. Longtemps avant, les gens faisaient déjà comme si j'étais incapable d'entendre et de parler. Dans l'armée, tous ceux qui avaient plus de galons que moi agissaient comme tel : ils se figuraient que c'était l'attitude qu'il fallait adopter quand on avait affaire à quelqu'un qui avait la tête que j'avais. À l'école, aussi, je me rappelle que les gens disaient « je ne crois pas qu'il écoute » et ils ne prêtaient plus attention à ce que je disais, moi (...) j'essayais de me rappeler quand j'avais remarqué ce comportement pour la première fois. Je crois qu'on habitait encore le village au bord du Columbia. C'était en été... j'ai à peu près dix ans (...) »

Vol au-dessus d'un nid de coucou
de Ken Kesey, pages 304-305
(version livre de poche)

2

Psychopathologie de la vie quotidienne en institution

L'hôpital est un bateau de nuit qui recueille l'humanité du fond du gouffre, les grands brûlés de l'effort de reconstruction, les éreintés des pressions familiales, les épuisés des conventions sociales, les déserteurs de la grande comédie humaine.

Gaël Faye – Jacaranda

Comme vous avez pu le découvrir plus avant, l'histoire de la psychiatrie est traversée par des récits intersubjectifs à partir desquels se tissent des dispositifs de soins qui, pour peu qu'ils arrivent à convaincre le plus grand nombre d'adhérents, s'érigent en NORMES. Ce sont ces normes qui permettront de définir qui est malade et qui ne l'est pas, quelles sont les expressions socialement acceptables de la souffrance mentale et quels sont les traitements officiels, académiques, reconnus et validés comme étant thérapeutiques. De nos jours, le récit psychanalytique a progressivement été supplanté par le récit neuroscientifique, qui s'est imposé grâce aux formidables découvertes sur le fonctionnement du cerveau (il en reste très certainement encore pas mal à découvrir), à la psychopharmacologie, à la thérapie cognitivo-comportementale (TCC) et au DSM, déjà cité plus avant. Cette nouvelle norme n'a pas effacé les autres théories mais les supplante largement depuis une vingtaine d'années, avant peut-être d'être à son tour dépassée par un autre récit, peut-être celui des algorithmes et de l'intelligence artificielle, qui pourraient se passer de la rencontre entre humains, du lien et du travail artisanal de la thérapie, pour céder la place à des données chiffrées à coup d'algorithmes puissants, mais qui sait ce que sera demain ?

Il faut être bien naïf pour imaginer que la « doxa » dominante et la vision actuelle de la santé mentale sont enfin « LES BONNES », celles qui nous sortiront définitivement du brouillard d'un passé qu'il convient d'oublier. Quelle que soit la vision dominante de la psychiatrie académique, quelles qu'en soient les évolutions génétiques, neuropsychologiques, d'imagerie médicale et de psychopharmacologie, il n'en reste pas moins que dans le quotidien de la clinique psychiatrique, il existera toujours une personne appelée « le patient », qui ira chercher de l'aide chez un autre être humain, appelons-le « soignant ». C'est de cette rencontre que je vais rendre compte dans les pages suivantes, où il sera question de LIEN (ceux qui sauvent et pas ceux qui entravent), d'HUMILITÉ, d'AUTHENTICITÉ, de RESPECT, d'ACCOMPAGNEMENT, de SOINS, de PAROLES et d'ACTES, d'IMPLICATION et de COMPASSION ainsi que de bien d'autres choses peu compatibles avec la mise en statistique des rapports d'activité imposés par la bureaucratie médicale. Bref, pas de discours ni de baratin comme disait l'autre, mais le reflet d'un simple quotidien en institution et dans le cadre des réseaux de soins. Pas de chiffres, que de l'humain.

Il en va du soin comme d'une tragédie en plusieurs actes mais, avant que la pièce ne commence, il convient de présenter les principaux acteurs.

Premiers acteurs : Les patients : « Qu'est-ce qui m'arrive ? »

Commençons par la parole d'un patient, celle de Thierry :

« Avril 2011, c'est le grand saut dans l'inconnu. Pour la première fois, l'hospitalisation à la Forêt de Soignes n'est plus une option. Je m'y prépare depuis février, au moment où la décision fut prise sur base volontaire.

Je dirige alors une petite structure de production de films, principalement des courts métrages et des documentaires. J'ai deux employées, des projets à différents stades de production (écriture, recherche de financements, tournage, promotion et diffusion). Je ne vis pas, je cours. Je suis épuisé, soumis en permanence à un ascenseur émotionnel, conséquence de refus de commissions de subventionnement, de prix en festivals, de difficultés en tournage contrastant avec de belles rencontres.

En août 2010, notre petit d'homme nait. Sa grande sœur de trois ans choisit son prénom. Mais je brille déjà par mon absence, ma difficulté à être présent quand je suis là. Je me rends compte de mon agressivité grandissante mais je résiste à toute autre alternative que travailler. Le terreau est là pour se prendre le mur façon crash-test.

Lorsque tout devient certain, que les deux mois prévus initialement sont réservés avec la plaquette de présentation de la clinique dans les mains, j'ai une association d'idées avec la série télévisée allemande La Clinique de la Forêt Noire. Est-ce que cela me rassure ? Je m'amuse de cette ressemblance d'appellation. Ce *Dallas* allemand de la fin des années 80 avait un charme qui serait aujourd'hui totalement désuet.

Une seule route mène à ma retraite. À partir de l'autoroute qui mène de Namur à la capitale, on bifurque une première fois vers la gauche au lieu-dit les Quatre-Bras pour prendre la direction de Waterloo et très rapidement, une bretelle à droite s'invite dans le parcours et me donne une sensation de quitter quelque chose. Il n'y a rien que je ne ressente de péjoratif pour l'instant. Mon épouse me conduit vers un centre ouvert où je vais me reposer. C'est l'idée principale qui domine. La nature de laquelle nous nous rapprochons me donne des idées d'évasion. Je me doute qu'il y aura des règles mais je ne m'en inquiète pas. Je me demande surtout qui je vais y rencontrer.

Ce lieu est isolé, entouré d'une barrière poreuse naturelle, parsemé de chemins de terre empruntés par des promeneurs, des chevaux, des vélos dont ceux mis à notre disposition par la clinique pour certaines des activités extérieures.

À l'arrivée, c'est la première chose qui me frappe. Il va y avoir du rythme cette semaine ! L'agenda affiché donne une idée très claire du chapelet d'activités : groupes de parole, rendez-vous médicaux, un peu de relationnel avec l'extérieur via une heure d'accès aux ordinateurs, la possibilité de faire du sport avec des engins quelque peu usagés. La seconde, c'est le règlement d'ordre intérieur et extérieur. Je loge au rez-de-chaussée, à l'arrière du bâtiment, avec vue sur un champ et sur une autre partie de la forêt. C'est une partie de la clinique en accès libre pour peu que les entrées et sorties soient signalées. Il y a une série de conditions à respecter, en somme très logiques dans un cadre où on est censé retrouver un certain bien-être. Néanmoins, il ne s'agit pas de se laisser aller à avoir des papillons dans le ventre, de ressentir quelque attirance que ce soit, d'envisager une éventuelle relation charnelle. Tout cela est strictement prohibé. Loin de moi l'idée d'encouragement à la luxure, mais je n'ai pu m'empêcher d'évoquer dans les groupes de parole que des séances de *free hugs* nous feraient du bien. Je n'ai jamais entendu autant d'histoires de solitude affective que dans cet endroit.

Une fois mes repères bien implantés, une nouvelle référence me domine. Vol au-dessus d'un nid de coucou. Tant qu'à être là, autant en apprendre sur l'hospitalisation thérapeutique, "l'hosto des fous". Je ne peux jamais rester les bras croisés sans m'investir dans quelque chose. C'est un de mes traits de personnalité que je devrais atténuer. Je participais d'ailleurs à mettre sur pied une petite enquête de satisfaction auprès des pensionnaires. Sans penser à mal, l'initiative se voulait plutôt empreinte de bienveillance pour donner des pistes de réflexion, prendre du recul. La petite équipe aura réussi à engranger quelques réponses et à vexer une partie du personnel.

Le rez-de-chaussée n'avait rien à voir avec la partie fermée de la clinique où les situations plus délicates étaient gérées. Nous n'avions pas de contact sauf lorsqu'un patient, autorisé à des sorties partielles, perdait le sens du retour au bercail. J'ai vu ce que la démence progressive pouvait provoquer chez une personne qui en avait en partie conscience. Je n'ai pas eu l'occasion de me confronter à la véritable folie.

Dans ce contexte particulier, l'image de la folie m'interpellait. Je me suis souvent demandé comment dire à mes proches, en dehors de la famille nucléaire, où je me trouvais. Quels mots pouvais-je écrire, prononcer pour donner une idée juste de la clinique, de mes maux. Les étiquettes ont la vie dure et mon état mental du moment était perclus de doutes, aggravés par le manque de confiance que je ressentais. J'avais l'impression qu'une hospitalisation longue pour des conséquences lourdes d'un accident passerait mieux. Au moment de mon séjour, La Première diffusait encore le *jeu des dictionnaires*. L'émission quotidienne faisait partie d'un seul enregistrement en public qui couvrait les besoins d'une semaine entière de diffusion. C'était l'occasion pour une ville de faire sa promotion et cela l'a été pour la Clinique de la

Forêt de Soignes. Un chapiteau fut installé sur le parking devant la clinique et la tension monta d'un cran. Outre le fait que cela désorienta quelques patients et qu'il y eut un épisode mémorable de corruption de l'infirmière de garde pour assister à cet enregistrement, l'ambiance festive et légère de l'événement s'installa et fut appréciable comme une bulle d'oxygène. Si mes souvenirs sont bons, la cafétéria fut transformée en lieu d'accueil pour les invités et une pièce attenante en salle de maquillage. Ce fut un événement tout à fait exceptionnel pour ce lieu et une expérience particulière pour tous les acteurs de la clinique, du personnel aux patients. Quelques-uns dont je faisais partie étaient des spectateurs heureux le temps d'une soirée. Je retiens cependant que l'un des intervenants du jeu se chapeauta d'un entonnoir et que les blagues n'avaient pas la saveur espérée. Les caricatures ont la vie dure. Il y a donc encore bien du boulot pour parler de psychiatrie sans être étiqueté à la bonne franquette.

J'ai vécu des moments d'intensités variables mais jamais rien d'anodin. Autour de moi, vaquaient à leurs occupations et à leurs programmes de soins respectifs des personnes très différentes sans lien commun, provenant de tous les horizons avec des histoires personnelles à découvrir au fur et à mesure des repas que nous prenions ensemble, des activités communes, des groupes de parole. Je parvins même à tenir une conversation avec mon voisin de gauche, sourd et muet, enfin… pas si muet que cela. Un homme en pantoufles déambulait sans étincelle, sombre, regard au lointain mais devenait plus vif lorsqu'il participait à un jeu de cartes ou de poker, je crois. Une femme, cadre en communication, était là pour un sevrage assez costaud. Elle brillait par la pertinence de ses réflexions et craquait l'instant d'après soumise aux violences de son corps. Une autre était corvéable et taillable à merci à toute heure du jour et de la nuit pour traduire les textes d'un député européen. Elle pensait s'en tirer en quelques semaines. Mais son burn-out lui revint comme un boomerang. Beaucoup sont des hypersensibles, des cœurs sur la main, des empathies sur pattes. D'autres, tout au long de ce couloir, sont exténués, vidés, essorés par la nécessité de rendement, par leurs passions, par leurs fonctions et leurs responsabilités, par les attentes, par leur famille.

J'entends encore des mères qui ne se sentent pas maternelles, des personnes qui n'ont jamais été prises dans les bras par leurs parents, des gens qui expriment une profonde solitude malgré leur entourage. Ma retraite s'avère être également un moment d'anthropologie qui fait encore partie de mes expériences de vie les plus riches.

Et puis, dans ce fatras d'émotions très palpables d'une manière ou d'une autre, émergent des moments parfois même indicibles. De l'ordre de ce qui ne peut s'expliquer, qui ne s'invente pas, qui nous prend aux tripes. J'observe, c'est mon passe-temps favori avec la mission que je me suis donnée de refaire tous les puzzles de 1000 pièces pour faire l'inventaire de celles qui manquent. Je recueille ce que je vois, ce que j'entends, comme si je regardais une télé-réalité dont j'aurais été le producteur subissant une déformation professionnelle plutôt inattendue. J'y ai trouvé des personnages attachants, d'autres détestables, celui ou celle contre qui on voterait bien pour l'éliminer du contexte parce que la toxicité de certains n'est pas loin. Toutes et tous dans une partie du rôle de leur vie.

Dehors, sur les bancs, la chaleur du soleil réunit des petits clans par affinités. Ça fume comme jamais. Je n'ai jamais vu autant de mégots de toute ma vie. Je parcours plusieurs fois le sentier qui longe la bâtisse, quelques-uns courent. Je regarde par-delà la clôture d'où viennent les renards et les biches qui nous visitent de temps à autre. Je n'ai pas fait attention au soleil et j'en garderai des traces indélébiles en bas de mes jambes parce que l'un de mes médicaments était phototoxique. Je pense à la culpabilité qui est certainement le sentiment le plus pénible qu'il m'a fallu combattre.

Je sais maintenant que je vais profiter de l'été dans ce lieu. Le séjour est allongé de deux mois supplémentaires. J'apprendrai qu'on ne calcule pas un épuisement, un burnout ou une dépression en jours, ni semaines. Quand on tombe, tout a déjà commencé bien avant et des limites ont été franchies. Et il est très compliqué de préciser quand cela se termine et si cela se termine, si on ne décide pas d'évoluer avec toute ou partie de la maladie en soi. »

Bien que nous ne vivions plus dans des siècles obscurs, il n'est de nos jours pas aisé de souffrir d'un trouble psychiatrique. La peur du fou, la stigmatisation, les malentendus et l'assignation du patient à son diagnostic sont toujours monnaie courante. Pour beaucoup de citoyens, le patient ne souffre pas simplement d'un trouble psychiatrique, il est tout entier et exclusivement confondu avec sa maladie qu'il incarne. Comme le décrivent bien les patients : « Vingt ans, vingt ans déjà que le verdict est tombé. Schizophrénie, condamnation à vie. » ; « On était trop radicalement diagnostiqués, stigmatisés par nos symptômes alors que notre cœur crie son humanité. Mais on rentrait dans les rangs et on flirtait avec le vide. On pactisait avec le sentiment de désarroi, d'abandon, d'impuissance, oscillant entre léthargie et hyperactivité. » ; « Secrétariat. L'une d'entre nous sort, déçue de ne pas avoir été entendue. On entend à travers la porte. De l'autre côté, deux administratives de l'hôpital entre elles : ne tiens pas compte de ce qu'elle dit. C'est parce qu'elle est malade. Discréditée. Cela dépend d'où tu parles. Ta parole est prise en considération. Ou pas. Il y a moins de chances quand tu es le malade. » Tout comme le chef Bromden de *Vol au-dessus d'un nid de coucou*, beaucoup de patients ont fini par se taire à force de ne pas être entendus. Certains diagnostics sont plus durs à porter que d'autres, je pense évidemment aux troubles psychotiques, dont le plus effrayant est la schizophrénie, souvent affublée du terme « paranoïde » ainsi qu'aux troubles bipolaires de type 1, autrefois appelés « psychoses maniacodépressives ». Ces diagnostics font souvent effet de repoussoir au point de déshumaniser la personne qui en souffre, jusqu'à l'exclure de la communauté des gens supposés normaux ou plutôt « normés ».

Permettez-moi de passer en revue les principaux mythes qui entretiennent le malentendu et compliquent singulièrement la vie de la personne en souffrance psychique. J'en évoquerai sept, comme les sept péchés capitaux.

Mythe 1

« Les problèmes de santé mentale ne me concernent pas. »

Faux.

On estime qu'une personne sur quatre est concernée dans notre société occidentale. Bref, tout le monde peut être touché, de près ou de loin. Je pense évidemment aux proches, victimes secondaires de la stigmatisation du patient. Du reste, diagnostic ou pas, une souffrance psychique doit être entendue sachant qu'il est possible d'aller mieux et qu'il n'y a aucune honte d'aller consulter un thérapeute.

Mythe 2

« Handicap psychique et handicap mental, c'est pareil. »

Faux.

Il y a souvent une confusion entre maladie mentale et handicap mental. Le handicap psychique est la conséquence de troubles psychiques invalidants et limitant l'activité et la participation sociale et professionnelle de la personne qui en souffre. Le handicap mental est la conséquence d'une déficience intellectuelle, liée à différents troubles neurologiques entrainant un développement mental incomplet ou prématurément arrêté. Les prises en soins de ces deux types de pathologies sont fondamentalement différents mais ces deux types de troubles souffrent de la confusion entre eux et font tous deux l'objet de stigmatisations et de représentations sociales négatives.

Mythe 3

« Les schizophrènes sont dangereux et violents. »

Faux.

C'est là certainement le mythe le plus ancré et le plus excluant. Souvent, dans les médias, on utilise le terme « psychotique » ou « psychopathe » comme quasi synonyme. Lorsqu'un crime ou un délit, dans la masse quotidienne de la violence sociétale, est commis par un malade mental, ce crime-là va faire l'objet d'une lourde médiatisation à caractère anxiogène. De plus, dans un monde de plus en plus dominé par les « extrêmes », dont le fond le commerce est la simplification, les *fake news* et l'obsession du sentiment de sécurité, cette médiatisation arrange leur cause. L'arrivée des médias dits « sociaux » n'a évidemment fait qu'amplifier ce malentendu dans une sorte de « conjuration des imbéciles », pour citer le titre du célèbre livre de John Kennedy Toole. En réalité, les personnes souffrant d'un trouble psychotique sont quatre fois plus à risque d'être victimes de violences qu'un citoyen lambda. La population des patients internés, c'est-à-dire ayant commis un crime ou un délit mettant en danger la sécurité physique et psychique d'une personne, dans le cadre d'une décompensation d'une pathologie psychiatrique, ne représente que quelques pourcents de l'ensemble de la population carcérale.

Mythe 4

« Quand on a des problèmes de santé mentale, c'est pour la vie, on ne peut pas guérir. »

Faux.

Encore faut-il définir ce qu'est guérir. Au même titre que de nombreuses maladies physiques, comme par exemple le diabète de type 1, le Parkinson ou la sclérose en plaques, il y a certaines pathologies psychiatriques comme la schizophrénie et le trouble bipolaire 1 qui ne guérissent pas... au sens de la disparition complète et définitive du trouble. Par contre, il est possible d'aller mieux, de travailler et d'avoir une vie sociale malgré la persistance de symptômes résiduels, à condition bien sûr d'être pris en soins et d'avoir conscience de sa maladie. Pour ce qui est des situations réactionnelles à des accidents de la vie : burnout, stress post-traumatique, dépression, troubles anxieux, il en va de même, avec dans tous les cas la possibilité de retrouver un équilibre psychique, social et fonctionnel parfois d'ailleurs meilleur qu'avant la décompensation. Bref, pour les problématiques mentales, il est possible d'être soigné et de guérir. Pour les pathologies psychiques lourdes, on pourrait résumer la question de la manière suivante : guérir rarement, soigner souvent et accompagner toujours... mais là nous empiétons sur le troisième groupe de personnages, les soignants, dont la responsabilité est grande dans la qualité humaine et digne des soins qu'ils procurent aux patients. Nous aurons l'occasion d'y revenir plus tard.

Mythe 5

« Les personnes qui vivent avec un trouble psychiatrique ne peuvent pas travailler. »

Faux.

Le travail thérapeutique ne consiste pas seulement à faire disparaitre les symptômes invalidants mais surtout à travailler avec le patient à son rétablissement, ce qui inclut qu'il puisse retrouver une place dans la société et surtout retrouver humanité et dignité. Concrètement, le taux d'emplois de l'ensemble des patients atteints de troubles dépressifs ou anxieux est de respectivement 60% et 70%, soit 10 à 15 points de moins que les personnes qui n'en souffrent pas. Pour les pathologies beaucoup plus sévères, certains travaillent, certes avec plus de difficultés que les personnes dites « saines », mais il y a dans la vie heureusement d'autres possibilités que le travail pour retrouver dignité et humanité.

Mythe 6

« Même si on ne va pas bien de temps en temps, cela ne veut pas dire que l'on a un problème psy. »

Faux et vrai.

À nouveau, il faut définir ce que l'on entend par problème psy. Certes, il y a les évènements de la vie, la douleur, la maladie, le deuil, la séparation, le licenciement, etc. auxquels il faut faire face. Cependant, si l'on n'y arrive pas, il n'y a pas de honte à se faire aider. Bref, diagnostic ou pas, une souffrance psychique doit pouvoir être entendue car il est possible de sortir de l'impasse et d'aller mieux, ce qui implique parfois et ce n'est pas toujours simple, d'accepter la situation de vie, de reconnaitre sa fragilité et de redécouvrir des raisons de continuer son parcours de vie. Au passage, il en va de même pour les enfants qui peuvent présenter des souffrances précoces pour différentes raisons. Une aide peut alors être utile pour en maitriser les conséquences et éviter des problèmes plus graves à l'adolescence et à l'âge adulte.

Mythe 7

« La seule façon de soigner les maladies mentales est l'hospitalisation et les médicaments. »

Archi-faux.

Bien sûr les médicaments sont utiles, voire indispensables dans certaines pathologies et l'hospitalisation peut être parfois nécessaire en urgence ou en postcure dans un travail de rétablissement. Toutefois, l'hospitalisation doit toujours s'inscrire dans un trajet de soins en réseau. L'hôpital n'est pas une fin en soi mais un moyen de venir en aide aux personnes en souffrance psychique. La plupart des soins psychiatriques se délivrent en dehors de l'hôpital : consultations, centres de santé mentale, hôpitaux de jour, initiatives d'habitations protégées, équipes mobiles, appartements supervisés, etc. Quant aux médicaments, ils n'ont de sens et de valeur que s'ils s'inscrivent dans une prise en soin globale bio-psycho-sociale intégrative et interdisciplinaire. À côté du médicament, il faut toujours rappeler qu'il doit exister un suivi psychothérapeutique et psychosocial, mais nous y reviendrons également.

Voilà pour les premiers acteurs, les patients, dont vous l'avez compris, le sort n'est pas aisé, non seulement à cause de la maladie, mais souvent à cause des représentations sociales les concernant et de la peur des « normopathes » de la folie, qui doit nécessairement concerner « l'autre », mais pas moi.

Ce qui nous amène aux deuxièmes personnages, moins secondaires qu'il n'y parait : les proches.

Deuxièmes acteurs : Les proches : « Qu'est-ce que je peux faire ? »

En guise d'introduction, voici le témoignage de Véronique :

« Vingt ans, vingt ans déjà que le verdict est tombé.
Schizophrénie, condamnation à vie.
Consternation, incompréhension. Pourquoi, comment?
Culpabilité qui m'entraîne dans une hallucinante quête de solutions. Défis sur défis.
Le convaincre de se soigner, de sortir de son repli, de s'occuper, de gérer son quotidien...
En quelques secondes, je pressens le déclenchement d'une crise.
Quelques mots, un regard, une intonation, les sms de plus en plus courts et rares.
J'assiste, impuissante, à l'approche de la décompensation.
Affronter les critiques et les conseils de mon entourage me met hors de moi.
Ils n'ont aucune idée de l'énergie que je dois mettre en œuvre pour simplement espérer qu'il sera soigné.
Faire appel au procureur du Roi afin de le localiser, le trouver, l'interpeller, violer son intimité quitte à enfoncer la porte de son logement.
L'angoisse et la détresse m'accompagnent dans cette attente insoutenable, à ne plus pouvoir respirer.

La crise de larmes et les tremblements me paralysent.
L'emmener à l'hôpital où une première expertise est établie par un urgentiste bien souvent très jeune et sans beaucoup d'expérience.
Mon fils n'est alors plus que des cases cochées sur un document standard pas toujours adapté aux patients.
Si certaines de ces cases ne sont pas sélectionnées, il ressortira sans aucun traitement ni suivi avec toutes les conséquences catastrophiques dont financières.
Sans oublier que je me suis entendu dire que je voulais le faire interner par facilité... !
Quelle insulte !
Le lendemain, je dois pouvoir me confronter à mes 25 élèves.
Être à la hauteur. Surhumain !
S'ensuivent des erreurs, des difficultés relationnelles, des conflits avec les parents et le PO.
Conséquence inévitable, je perds pied, déstructurée, anéantie et finalement hospitalisée durant un mois.
Plus possible de reprendre mes fonctions et je suis obligée de me faire pensionner anticipativement pour raison de santé.
Quatorze mois sans aucun contact avec lui sauf quelques sms d'insultes.
Complètement paranoïaque.
À la rue... En décrochage total. Je ne peux plus rien pour lui.
Des pensées très noires se bousculent dans mon esprit.
En finir définitivement ? J'y ai pensé sérieusement.
Mais non, j'ai une famille.
Comment utiliser ce besoin impératif de me sentir utile, d'offrir à qui en veut ma bienveillance ?
Donner encore du sens à ma propre existence.
J'ai choisi l'accompagnement des malades en soins palliatifs.
Et non, ça ne m'a pas tirée vers le bas.
Je suis confrontée à une urgence de vie, un impératif d'aller à l'essentiel.

Je partage des moments privilégiés qui s'égrainent inévitablement mais particulièrement intenses.
Vivre ma vie au nom de ceux qui vont la perdre.
J'ai également un deuil à faire. Celui de croire en mon « pouvoir » sur la destinée de mon fils.
Je n'aurais jamais imaginé un jour me résigner et laisser le temps agir, quelle qu'en soit sa destinée et aussi violente puisse-t-elle être. »

Souvent considérés comme personnages secondaires, les proches ont longtemps été exclus des soins au nom du « supposé secret médical », soit un secret médical détourné de son sens profond pour devenir un bouclier protecteur des soignants. Au mieux tolérés de loin, au pire culpabilisés, les proches – parents, enfants, famille, amis, collègues – vivent souvent un séisme lorsqu'ils prennent conscience, impressionnés qu'ils sont, de la maladie mentale ou psychique de leur proche. Commence alors un véritable chemin de croix. Que lui arrive-t-il ? S'en suit une salve de questions : Pourquoi n'est-il plus le même ? Pourquoi devient-il méfiant, hostile, bizarre ? Pourquoi ne dort-il plus et vit la nuit ? Pourquoi ne veut-il plus manger avec nous ? Pourquoi passe-t-il d'une période dépressive, apathique et mélancolique à des excès d'activité et d'agressivité ? Pourquoi est-il envahi d'angoisses ? D'où viennent les voix qu'il entend ? Est-ce qu'il se drogue ? Ce ne sont là que quelques exemples de la perplexité impuissante des proches.

Suit alors la question : Que faire ?

Appeler la police s'il y a de l'agressivité ? Oui, mais est-ce qu'il ne va pas m'en vouloir des problèmes qu'il pourrait avoir avec la justice ?

Appeler le médecin traitant ? Oui, mais il est souvent débordé, n'a pas toujours le temps, ne maitrise pas nécessairement les problématiques psychiatriques et possède parfois une connaissance limitée du réseau de santé mentale.

Prendre un rendez-vous avec un neurologue ? Oui, mais de toute évidence, il ne pourra pas faire grand-chose.

Prendre rendez-vous avec un psy ? Oui, mais lequel ? Psychologue, psychothérapeute ou psychiatre ? Et d'ailleurs, quelle est la différence entre tous ces psy ?

Aller aux urgences ? Oui, mais il ne veut pas y aller, il dit que c'est nous qui sommes fous !

Qui pourrait nous aider ?

Alors, les proches se renseignent mais discrètement et pudiquement car il ne faudrait pas que les voisins et les amis prennent leurs distances. Alors ils vont sur internet, mais docteur internet n'est pas très fiable : trop d'informations : Qu'est-ce qui est vrai ? Qu'est-ce qui est faux ? Jusqu'où peut-on croire ce qui est écrit ?

Enfin, les proches arrivent à convaincre leur « pas encore patient », d'aller voir un psychiatre.

Premier problème : lequel consulter ?

Deuxième problème : une fois le psychiatre trouvé – sur internet, via le bouche-à-oreille, sur les conseils d'amis ou du médecin traitant – il faut au moins un à trois mois pour avoir un rendez-vous.

Pendant ce temps, le « pas encore patient », puisque pas encore pris en soins, souffre ainsi que ses proches. Alors les proches décident d'aller aux urgences de l'hôpital le plus proche, en espérant qu'il y aura un psychiatre de garde. Là, c'est quitte ou double ! Soit ils tombent sur un psychiatre avec qui le « maintenant patient » accroche, psychiatre qui prend son temps, écoute, ne pose pas de diagnostic « express », mais propose au « maintenant patient » de discuter avec lui et ses proches qui l'accompagnent et à partir de là, le « maintenant patient » pourra entrer dans un trajet de soins et de rétablissement. Ce n'est pas encore le bout du tunnel, mais c'est déjà un début porteur d'espoir pour lui comme pour ses proches. Malheureusement, il arrive aussi que le « pas encore patient » rencontre un psychiatre pressé, fatigué par la charge de travail, qui écoute à peine, pose un diagnostic DSM-5-TR en bonne et due forme, prescrit un traitement (que souvent le « pas encore patient » ne prendra pas), donne des noms de psychiatres et de psychothérapeutes que le « pas encore patient » n'ira jamais consulter et refuse qui plus est d'entendre les proches. Une tragédie, une « non-rencontre » et un retour à la case départ avec parfois un surplus de souffrance et toujours aucune piste, comme en témoigne Véronique : « L'emmener à l'hôpital où une première expertise est établie par un urgentiste bien souvent très jeune et sans beaucoup d'expérience. Mon fils n'est alors plus que des cases cochées sur un document standard, pas toujours adapté aux patients. Si certaines de ces cases ne sont pas sélectionnées, il ressortira sans aucun traitement ni suivi. »

Selon moi, et dans le respect du secret professionnel, qui, je le rappelle, a pour objectif de protéger le patient et non le soignant, il est important de rencontrer – idéalement toujours en présence du patient et si possible, avec son accord – les proches, ceux qui forment le « premier cercle ». Ce peut être la famille mais aussi les amis ou même les collègues selon les situations qui, au passage, en psychiatrie, sont toujours singulières. Aucune standardisation des soins à coup de protocoles, de process, de diagnostics rapides et de prise en soin rigide n'a jamais aidé personne.

De plus, comme l'illustre le passage de Véronique : « En quelques secondes, je pressens le déclenchement d'une crise. Quelques mots, un regard, une intonation, les sms de plus en plus courts et rares. J'assiste, impuissante, à l'approche de la décompensation. », les proches sont, après le patient, devenus les experts des signes précoces de la crise ou de la décompensation. Leur aide à la prise en soins me semble dès lors essentielle. C'est pourquoi, loin d'être des figurants, j'estime que les proches ont droit au titre d'acteurs principaux dans le trajet de soins.

Troisièmes acteurs : Les soignants : « Qu'est-ce que je fais là ? »

Cette célèbre phrase de Jean Oury, initiateur avec d'autres de la thérapie institutionnelle, pose d'emblée la question de la fonction du soignant en psychiatrie. Mais qu'est-ce qu'un soignant ? Bien sûr, il y a le psychiatre, médecin ayant fait cinq ans de spécialité pour décrocher son titre de spécialiste et souvent « pilote » du dispositif de soins. Cependant, en psychiatrie, il n'est pas possible d'aider seul un patient dans son trajet de soins dans sa complexité et sa globalité. Pour cette raison, le psychiatre travaille en interdisciplinarité avec différents corps de métiers dédiés à la santé mentale. Ainsi il y a des psychologues, neuropsychologues, éducateurs, ergothérapeutes, kinésithérapeutes, infirmiers et aides-soignants. Dans le cadre de la thérapie institutionnelle version XXIe siècle, au-delà du métier, c'est l'institution qui fait soin. Dès lors, tout professionnel susceptible d'être en contact avec le patient a un rôle – souvent implicite, intuitif et spontané – dans la prise en soins. Je pense particulièrement au personnel de l'accueil, aux personnes qui travaillent à la cafétéria et aux techniciens et techniciennes de surface. Ces dernières personnes, a priori non engagées dans le soin, sont très souvent en contact direct et quotidien avec le patient.

« C'est le brol dans sa chambre ! »... Ce qui sous-entend que c'est aussi le brol dans sa tête.

« Il y a une odeur bizarre »… Le patient ne consommerait-il pas de stupéfiants dans le service ?

« Il ne sort plus de son lit, il a l'air triste et épuisé »… Que se passe-t-il ? Un changement d'humeur ?

Tous ces constats de la vie quotidienne ne sont pas toujours accessibles aux soignants « officiels ». De plus, souvent les patients sont plus à l'aise avec des personnes éloignées du soin. Face aux soignants, ils ont tendance à se comporter comme ils pensent que les soignants attendent qu'ils se comportent. Bref, les patients entrent souvent plus facilement en contact avec les membres du personnel non-soignant. Dès lors, on peut considérer que ces personnes, en quelque sorte à l'insu de leur plein gré, participent au soin. Il convient alors de leur permettre de nommer ce qu'ils constatent afin que les soignants puissent mettre tout cela en travail avec leurs patients.

« Quel courage, je ne pourrais pas ! » Tout soignant travaillant en psychiatrie se l'est entendu dire. Les soignants, tout comme les patients et leurs proches, font souvent l'objet de représentations négatives et fantasmatiques. S'en suit un petit florilège :

« Les psychiatres sont aussi fous que leurs patients. »

« Ah vous êtes psychiatre, alors on va faire attention à ce que l'on dit. »

« Vous n'avez pas d'ambition ? Pourquoi avoir choisi cette drôle de spécialité au lieu de la cardiologie et de la chirurgie ? »

« D'accord vous êtes psychiatre, mais est-ce que vous êtes vraiment un médecin ? »

« Vous parlez tout le temps d'inconscient. Je veux bien reconnaitre que cela existe, mais moi personnellement je n'en ai pas. »

« En gros, à quoi servez-vous ? Ne seriez-vous pas les nouveaux curés de la modernité ? »

« Cela n'a pas l'air d'être trop fatigant d'être assis toute la journée à écouter des gens parler. » Ou inversement : « Les psychologues écoutent, les infirmières s'occupent des patients au quotidien et vous les psychiatres, vous ne faites finalement que prescrire des médicaments qui vont abrutir les patients. »

Le dernier et le plus cruel peut-être est le suivant : « Vous êtes irresponsable de laisser sortir tel patient. Pensez-vous aux risques pour la société ? » ou à l'inverse : « Vous enfermez les gens et les privez de liberté, vous êtes le bras armé médical de notre société de contrôle. »

Et ceci n'est qu'un bref florilège de ce que j'ai pu entendre depuis une trentaine d'années de pratique.

Bref, tant pour le public que pour le monde médical classique, les soignants en psychiatrie sont différents et on ne sait pas trop ce qu'ils font. De plus, ils n'arrêtent pas de se disputer entre eux quant à leurs références scientifiques et théoriques. Un pied dans la médecine et la science dure, un autre dans les sciences humaines, le psychiatre est souvent quelqu'un qui doute et fait preuve d'une grande humilité. Il doit également avoir une grande capacité à se remettre en question et surtout doit s'engager dans le lien avec les patients et leurs proches et travailler en collaboration et en interdisciplinarité avec ses collègues. Le psychiatre « idéal » ne doit jamais se poser en porteur du Savoir, qu'il imposerait du haut de son paternalisme, mais il doit être porteur d'un savoir, celui de sa formation, de son expérience et de ses compétences scientifiques qu'il convient de mettre à jour. Savoir qui va rencontrer un autre savoir, celui du patient qui vit dans son corps et dans son cerveau les conséquences de son trouble psychique ainsi que celui des proches qui, comme mentionné auparavant, sont les deuxièmes experts de la maladie du patient, lui-même en étant le premier. Pour qu'une démarche de soin puisse se dérouler, il faut tout d'abord créer un lien, être incarné dans le lien et réellement rencontrer le patient dans son humanité afin de lui permettre qu'il puisse déposer son « sac à misères ». Il faut avoir le courage de l'ouvrir ensemble et l'aider à mettre tout cela au travail. Humilité, compétence, implication, engagement, ancrage dans le lien et la relation thérapeutique sont donc à mon sens les qualités de base d'un soignant en psychiatrie.

En 1968 déjà, le professeur Lucien Israël, dans son livre *Le médecin face au malade*, notait que « les relations humaines entre les malades et les médecins sont allées en s'appauvrissant. Ainsi, convient-il de réintroduire dans le dialogue thérapeutique le sujet perdu de la médecine, la personne du malade. »

Telle est la mission première du soignant en psychiatrie. Tel est notre mantra : *Ici nous ne soignons pas des diagnostics mais des personnes*.

Quatrièmes acteurs : Les pairs-aidants : « Comment puis-je mettre mon expérience de patient au service des autres ? »

Il existe une dernière catégorie d'acteurs que l'on pourrait qualifier d'hybrides… Ce sont les pairs-aidants. Je vous invite à lire le témoignage de Maggy :

« Je me suis souvent demandé pourquoi, un matin, j'ai réalisé qu'arrêter de boire était devenu impossible. Pourquoi, mais surtout comment j'étais arrivée à ce stade de dépendance totale ? Comment j'avais perdu la maîtrise de ma vie avec la résignation de la victime consentante d'une longue agonie, avec aussi la sensation d'une issue inéluctablement évidente ?

J'étais en effet incapable de vivre avec l'alcool et sans l'alcool. Ce sacrilège venait augmenter le contentieux tacite et destructeur avec moi-même. L'ivresse était devenue une habitude de vie, un processus infernal de perte radicale de toute décision. Les trous noirs du matin restaient désespérément vides et les humiliations se succédaient. Mon long parcours capiteux était jalonné de repères éthylisés, excessifs et irraisonnables, de jours de doute, de peur et de labyrinthe sans sortie.

Dépossédée de tout, je suis arrivée à « l'hôpital au milieu des bois ». Des femmes et des hommes en survêtements colorés, mal éveillés, glissaient leurs pas, muets, dans un silence artificiel. Il y avait du Valium et de la mornitude dans l'air. D'une pièce à l'autre, dans la chambre ou le fumoir, on se tutoyait, on se regardait, on observait nos corps abîmés dans ce monde en marge, comme exilés. De prime abord, il n'y avait que l'étiquette qui changeait. Au-dedans, c'était la misère, les cœurs en panne et la détresse. Parmi mes amis d'infortune, des dépressifs, bipolaires, toxicomanes, schizophrènes, suicidaires, addictes et aussi des gens exceptionnels. Des personnes vulnérables, touchantes et terriblement humaines. On était trop radicalement diagnostiqués, stigmatisés par nos symptômes alors que notre cœur crie son humanité. Mais on rentrait dans les rangs et on flirtait avec le vide. On pactisait avec le sentiment de désarroi, d'abandon et d'impuissance, oscillant entre léthargie et hyperactivité. C'était un festival de maladies et d'hommes écorchés.

Une longue journée de cure venait de commencer. Professionnellement enjoué, le personnel soignant veillait, gérait et organisait, soumis aussi quotidiennement à de fortes charges émotionnelles. Il s'efforçait malgré tout à garder le lien, à humaniser les contacts et à scruter avec difficulté la dignité des désespérés. Les médecins quant à eux, imperceptibles, élevés à la logique cartésienne et scientifique, exploraient, tenant entre leurs mains un observatoire du comportement humain dans une mini société aux mœurs extrapolées.

Les jours se ressemblaient tous et les heures se traînaient. Même horaire, mêmes activités. Un repas puis un autre. De la prise individuelle des médicaments du matin à la pesée. De groupes de prise de parole en ateliers d'expression écrite. D'exercices de collages en séances de sophrologie. De confessions avec le psychologue en réapprentissage culinaire. Le tout, sous la constante vigilance protectrice, soporifique, anxiolytique, sédative de la benzodiazépine à l'intérieur d'un domaine cadenassé et surveillé.

Il y avait une vie pour ainsi dire routinière et feutrée dans un microcosme thérapeutique. Il nous était difficile de nous réapproprier la simple réalité de ce qu'il y avait au-dehors. Tout lien extérieur était réduit non seulement à l'utilisation rare de quelques vieux ordinateurs vrombissants, aux visites amicales sous le regard indiscret du personnel d'accueil, que ce soit dans un sas fermé à l'entrée ou dans une cafétéria de mauvais goût trop vite fermée et enfin à certaines « autorisations » de demi-journées en famille. La plupart du temps, nos proches venaient à nous, dans cet écrin de beautés naturelles retiré de tous moyens de déplacement. Quelques miettes de liberté.

Après quelques semaines pour ainsi dire d'un sevrage quasi euphorique, de copinages bienveillants et de services « hôteliers », mes souffrances se sont fait moins ressentir et les désordres physiques, psychiques et émotionnels se sont un tant soit peu dissipés. La vie reprenait des couleurs. Je ne réalisais toutefois pas encore que le challenge mental était une remise en question personnelle de taille. Il me fallait extérioriser le problème tout en me réappropriant mon être dans lequel, au bout d'années de silence, une douleur abyssale s'était enracinée.

Après cinq longs mois d'isolement hospitalier, je suis sortie de ce lieu « éphémère » où il me semblait être en sécurité et enfin stabilisée. J'ai malheureusement été battue de plein fouet. J'étais comme jetée en pâturage au monde qui m'a vite engloutie. Tout ce qui me restait de santé et de dignité est tombé en désuétude. La consommation m'a convoquée tout de suite et une deuxième hospitalisation tout aussi vaine m'attendait.

Mais un jour, il y a un peu plus de huit ans, j'ai eu un « déclic ». Un moment où l'abstinence s'est imposée à moi et est devenue une évidence de salut. Cela s'est produit lors d'une discussion en tête à tête avec un ami que j'ai rencontré dans un groupe de parole. Qu'y avait-il de différent ou de distinct par rapport au milieu hospitalier ? Où se logeait cette force indescriptible ?

J'ai dès lors voulu comprendre et je me suis sérieusement penchée sur la problématique alcoolique, forte que je suis de mon histoire personnelle et avisée par mes lectures, mes analyses et enfin mes propres réflexions à ce sujet.

Ma question première a été de savoir quel est ce « moment », difficilement définissable et souvent indicible par lequel une personne alcoolique passe du déni de sa pathologie au cheminement vers un rétablissement. Au début de ma recherche, j'ai retenu deux questions à savoir :

- Quelles pourraient être les différentes approches ou méthodes d'accompagnement susceptibles d'aider un alcoolique à transcender son addiction ?
- Parmi celles-ci, et sans négliger les autres, laquelle privilégier pour que puisse émerger ce « déclic » par lequel on passe du refoulement et du déni au cheminement vers une abstinence pérenne véritablement désirée et voulue ?

J'ai pointé cinq approches à soutenir.

Une première, pharmacologique. Si dépendance alcoolique il y a, celle-ci est, dans ce cadre, intégralement explicable par des causes biologiques, génétiques, psychologiques, sociologiques, économiques ou culturelles, ... Dans ces circonstances, il est permis de soulever une voie possible d'apaisement grâce, entre autres, à la puissance de l'intention, au changement d'environnement, à la médication ou à l'approche psychologique comportementaliste. De ce point de vue, la rupture alcoolique nous semble en réalité n'offrir qu'un sursis où, la plupart du temps, la résolution est très fragile.

La deuxième, disciplinaire. Le malade alcoolique, dans l'acceptation de son impuissance face à l'alcool, peut s'identifier à la force d'un noyau, d'un groupe et même d'un encadrement. Que ce dernier use de l'efficacité ou des bienfaits de la parole ou de l'écoute ou même de l'entraide. Je pense particulièrement aux AA, à Vie Libre, aux cyber-groupes, ... pour qui l'acceptation au principe et au soutien du groupe est première pour renforcer le désir naturel d'arrêter de boire.

La troisième, conséquentialiste. Cette approche, quant à elle, pense que tout être humain est, à la base, motivé par ses intérêts individuels rationnellement calculables. Seuls comptent pour lui, au départ, ses choix personnels, leurs moyens de réalisation et leurs conséquences satisfaisantes ou non. Il existe dans ce cadre les thérapies motivationnelles centrées sur les projets et intérêts bien compris par le patient.

La quatrième, une approche morale. Celle-ci s'attarde à analyser les attitudes et les principes de l'homme qui se conforme à une raison universelle, à un ensemble de fondements et de règles, considérés comme bons de façon absolue. En effet, quelques comportements sont régis par des principes éthiques. J'oserais entrouvrir la porte aux valeurs spirituelles.

Et enfin la dernière, interpersonnelle. En effet, la non-reconnaissance laisse un vide existentiel que l'on peut avoir tendance à combler en recourant à l'alcool ou à d'autres substances. Cette dernière se fonde sur la singularité relationnelle, l'épanouissement profond, la confiance ou sur la dignité de chacun. L'abord interactif, axé principalement sur la dynamique relationnelle, veut souligner son apport infiniment bénéfique afin de se sentir mieux en améliorant sa qualité de vie et ses relations sociales.

Cette approche de « la rencontre » engage le malade alcoolique de manière empathique, l'aide à se sentir entendu, compris et facilite l'expression de ses émotions. Je n'omets bien évidemment pas l'impact mutuel, à plusieurs dimensions d'expériences et de savoirs.

Il est manifeste que les quatre premières approches doivent s'inscrire dans la trame du rétablissement. Elles sont en effet marquantes et parfois même cruciales. Le panel de celles-ci ne peut être omis. Toutefois, me semble-t-il, elles ne sont que partielles et ne suffisent pas à elles seules à constituer le levier essentiel de la sobriété. Non, arrêter de boire ne peut être seulement le résultat d'une libre obéissance aux injonctions médicales, à la pression sociale, à ses intérêts rationnels ou à des arguments de raison. C'est pourquoi, l'inscription dans une dynamique relationnelle personnalisante est indispensable et doit rester le but premier.

En effet, à son insu, le malade alcoolique est un témoin des temps ingrats. Très sensible, il décide de ne pas pactiser avec un monde qui le noie et où ses aspirations intérieures, comme la quête « d'Absolu », ne sont pas reconnues. Il cherche à (re) trouver un lieu de profondeur qui semble être presque métaphysique. Il s'agirait donc d'une souffrance liée à l'âme. Il serait inconvenant de demander à la biologie ou à la psychologie de régler des questions et des tourments liés à l'ontologie. Ce mal-être alcoolique concerne principalement l'être, ses relations et son histoire.

La plupart du temps, l'alcoolique ne comprend pas ce qui lui advient, douleur et grâce à la fois. Il est hypersensible à tout, une parole maladroite ou un geste brusque. Il s'émerveille souvent car il prend tout à cœur. C'est ce qui fait sa force mais aussi sa perte.

Souvent, l'entourage personnel ou médical est incapable de l'éclairer sur un mal dont il ne souffre pas lui-même. À ceux qui ont mal aux dents, on indique le dentiste. À ceux qui ont mal au dos, un kinésithérapeute. À l'homme qui souffre de l'âme, qui éprouve de « l'ontalgie », (Kelen, J. 2002) on recommanderait non seulement des œuvres qui parlent du monde de l'entendement mais aussi la rencontre de personnes qui ont de l'expérience dans la douleur! Le malade alcoolique a comme mal au monde, il a le sentiment d'exil. Il est déraciné. Il devra alors s'épancher ailleurs et autrement.

Dans l'urgence, la première intervention est médicale. Et l'être humain, alcoolique, est par conséquent considéré sous des aspects physique et pathologique, inventorié comme un sujet d'analyses ou de médications et enfin seulement d'approches psychothérapeutiques à l'initiative personnelle ou pas du malade assoiffé.

Il y a, selon moi, un autre regard crucial : celui du « lien », de la rencontre « horizontale » et du langage spécifique et distinctif. Soit on s'attarde sur les douleurs, les difficultés, les symptômes et on travaille sur « la maladie ». Soit on invite à composer avec ses forces de résilience et d'humanité. Ces deux regards interrogent autant la souffrance que l'espérance et le dépassement.

Aussi, le malade alcoolique vit de souffrance alors que le climat actuel pousse principalement au bonheur à tout prix, aux gratifications ou aux satisfactions immédiates. Il faut alors que sa souffrance intérieure soit devenue intolérable, qu'il plonge dans le fond de sa détresse pour se détruire à ce point et que le produit se soit bien installé au point d'annoncer la mort.

Alors, en payant de sa personne, le malade rappelle aux autres hommes « oublieux » leur négligence de l'âme et l'urgence d'un contact différent. Toucher « son » fond, le fond de sa déchéance physique, de son esprit anesthésié et son impression de déréliction, revient à lui faire ressentir le néant, l'absurdité de son existence et sa santé irrémédiable. C'est peut-être alors seulement que la clairvoyance se fait, qu'un désir se fait ressentir et là où l'accueil inconditionnel et transparent de pairs fera émerger subrepticement le déclic. J'ose aborder ici tout l'importance de la pair-aidance.

Ainsi, le jour où l'individu alcoolique rencontrera une personne qui l'écoute aussi particulièrement, un pair, un autre alcoolique, il sera capable d'entrer dans une profonde relation, d'étancher sa soif intérieure, soucieux d'entamer un dialogue personnel. Le ou les pair(s) feront preuve d'intelligence, non pas celle qui raisonne et persuade mais celle qui accepte le silence des regards, respecte avec empathie et écoute activement les douleurs. Cela équivaut presqu'à une déclaration à la vie.

En partageant la partie la plus intime de sa précieuse personnalité, le pair-aidant lui permet de mieux connaître sa particularité, de mesurer ses ressources et d'éclairer la nature véritable de sa quête. Cela l'invite à transformer son désespoir, sa nostalgie, son comportement critique et autodestructeur en attitude positive, active, créatrice et respectueuse de son âme et de son corps. De ce refus de la corporéité et de la matière, le pair peut également lui offrir une noble issue qu'est l'abstinence heureuse et responsable. Cette personne ressource a pour désir profond d'évoluer ensemble, d'offrir des échanges du déjà vécu. Au-dessus de la vie, le pair partage ce que la vie est devenue pour lui, ce qu'est une véritable relation humaine. C'est ce que l'on pourrait nommer parfois une saine consolation.

L'abstinence pourra dès lors correspondre à une suppression du produit mais aussi à une inlassable recherche intérieure d'allègement et aussi de rappel à l'essentiel.

Il y a dès lors quelque chose d'indicible qui s'ajoute aux lourds symptômes du sevrage et au simple fait d'accumuler des journées sans l'alcool. Il y a une révélation intérieure qui sous-tend le cours des heures. Il y a la reconnaissance immédiate et irraisonnée qu'il puisse exister autre chose que l'ego. Une ascendance positive qui suggère à l'emprise du « Je » de s'abandonner pour ouvrir le champ possible d'un basculement radical vers l'abstinence.

L'expression « réveil spirituel », que l'on retrouve un peu partout dans les publications des AA, demeure malgré tout intimidante pour plusieurs. Chez certains, il évoque une expérience de « conversion ». Pour d'autres, abîmés par des années d'ivresse, cela semble totalement inaudible et inenvisageable. Cependant, chez ceux qui persévèrent et soupçonnent l'éventualité, la sobriété les amène presque constamment à cerner que, d'une manière aussi impressionnante qu'inattendue, ils ont en effet vécu une transformation « spirituelle ».

J'ai voulu mettre en évidence deux points essentiels. Non seulement l'importance primordiale de la relation de personne singulière à personne singulière en pair-aidance alcoolique ou en pair-aidance tout court mais encore l'émergence possible du rétablissement à la suite d'une palette de facteurs.

On ne dira jamais assez la puissance du partage d'expérience et de l'exemple. Les mots me manquent pour faire comprendre et éprouver la force résurrectionnelle de la rencontre interpersonnelle authentique telle que je l'ai d'abord vécue moi-même et que j'ai cherché à définir.

Il y a, sur la voie personnaliste en pair-aidance alcoolique, ce point de tempérance qui relève de l'inspiration, de l'indicible, de l'événement, de l'inattendu, d'une lucidité souterraine active et reçue à la fois et d'une participation à une recherche de reconnaissance qui permettent à chacun non seulement de rompre soudain le cercle infernal des répétitions mortifères mais aussi de résoudre une question dont il ne parvenait pas à trouver la solution à l'aide de ses seules compétences intellectuelles : un déclic, une étincelle d'amour partagé, actif et vrai dans l'obscurité des doutes, des ratages et des blocages.

Grâce à l'accueil empathique et non-directif du pair-aidant, le pair-aidé :

- ne redoute plus de ressentir sa solitude, sa marginalité et sa déchéance ;
- dans un partage de vécu d'expérience, est amené à partager ses difficultés réelles et donc de tenter de les dépasser ;
- n'a peur ni du jugement ni du sentiment d'infériorité qu'il éprouve ;
- peut reconnaître sans honte qu'il a perdu son autonomie ;
- entre dans une dynamique de transformation par reconnexion avec qui il est ;
- devient plus spontané ;
- reprend sa vie en main à son rythme ;
- est reconnu, s'estime davantage et apprend à s'aimer ;

- redécouvre les valeurs qui sous-tendent sa vie dans une démarche plus « spirituelle ».

En abordant diverses perspectives, j'ai tenté de mettre en évidence les bénéfices du regard holistique à porter sur la personne en rétablissement. L'accomplissement de soi par le développement des différents axes d'humanisation ouvre le champ et donne une méthodologie à la pair-aidance. »

Tout comme les proches, les pairs-aidants n'ont pas aisément gagné leur place dans le dispositif de soins. Longtemps objet de méfiance de la part des soignants, l'utilité des pairs-aidants dans les soins s'est progressivement imposée comme une évidence.

Mais qu'entend-on par le terme de pair-aidant ? Il s'agit de personnes ayant elles-mêmes vécu des troubles mentaux et/ou psychiatriques et qui, moyennant une formation (en Belgique, notamment donnée par l'université de Mons), mettent leur expérience au service d'autres personnes traversant des situations similaires. Ils remplissent un rôle complémentaire à celui des professionnels « classiques » et apportent une approche nouvelle, unique et humaine au processus de rétablissement, main dans la main avec les soignants.

Leur rôle peut être décliné en quatre missions :

- SOUTIEN, par l'expérience partagée. À ce titre, les pairs-aidants, en partageant leur propre parcours, offrent de l'espoir et montrent qu'un rétablissement est possible.
- ACCOMPAGNEMENT dans le rétablissement. De par leur propre vécu, ils peuvent être perçus par les patients comme des intervenants « crédibles » qui ont intégré le vécu de la maladie et pas seulement la théorie sur la maladie. En complément des soignants, ils aident les personnes à retrouver confiance en elles, à identifier leurs ressources personnelles plutôt

que d'égrener leur fragilité, afin d'avancer dans leur processus de guérison.

- LIEN entre les patients et les professionnels. En tant qu'anciens patients, ils ont la capacité de comprendre les deux perspectives, celle de ceux qui souffrent et celle de ceux qui tentent de les aider. À ce titre, ils peuvent faciliter la communication et la compréhension mutuelle au bénéfice du patient et de son projet de rétablissement.
- LUTTE contre la stigmatisation. Leur présence dans les équipes de soins contribue à valoriser les vécus des personnes concernées et à humaniser les soins.

Bref, les pairs-aidants sont des porteurs d'espoir et des facilitateurs de liens entre les « soignés » et les « soignants ». À ce titre, ils ont toute leur place dans les équipes de soins et méritent le titre d'acteurs principaux dans le trajet de soins et de rétablissement en psychiatrie.

Soins et rétablissement en institution psychiatrique

Si vous ressentez de la douleur, vous êtes vivant. Si vous ressentez la douleur des autres, vous êtes humain.

Léon Tolstoï

Je vous propose d'ouvrir ce chapitre avec un nouveau témoignage de patient, celui de Bénédicte, et de le clôturer avec un dernier témoignage, celui d'Olivier.

"Ce n'est pas parce qu'on est hospitalisé, qu'on le vit bien."

Phrase prononcée par mon psychiatre lors de notre rendez-vous après cinq semaines passéesdans un hôpital psychiatrique.

Hospitalisée, enfermée, jugée, épiée, angoissée, isolée, désarmée...Voilà les premiers mots qui me viennent.

Je suis seule même si je suis entourée comme jamais dans la vie, mais ici ce n'est pas une vie. Je suis seule dans ce gouffre sans fond, sans horizon. Hasard qui m'a envoyé dans le noir. Mes béquilles thérapeutiques sont absentes, elles ne m'ont pas laissé tomber, elles sont en vacances ou ailleurs pour un engagement professionnel. J'ai nommé ici mon psychiatre et ma psychologue sans qui les choses seraient bien différentes. Et mon roc, l'homme de ma vie, mon amoureux, le merveilleux papa de mes trois enfants a le projet d'aller pédaler à la montagne avec ses amis. Et il en a besoin, il en a tant besoin.

Je me retrouve donc face au renard, celui qu'il me faut dompter, avec lequel je dois composer. Je ne lui ai rien demandé, il s'est installé il y a de nombreuses années sans avoir demandé si j'étais d'accord. Alors Goupil et moi n'avions pas d'autre choix à ce moment-là, que d'accepter de pousser la porte de l'hôpital psychiatrique. C'était cela ou continuer le combat contre le vainqueur à toute épreuve. J'ai nommé ici l'angoisse. Gagner contre elle pour espérer la voir disparaître, c'est comme demander à une personne bipolaire d'être toujours en équilibre sur le fil de la vie.

En route vers l'hôpital.

Un au revoir déchirant à mes enfants, quelques photos emportées pour les sentir tout près de moi. Pour que la situation soit encore plus difficile, la Covid n'avait pas encore trouvé la porte de sortie mais bien celle de l'entrée de l'hôpital. Le masque, presque enlevé à l'extérieur, restait obligatoire à l'intérieur. Un au revoir loin de toute intimité avec mon bien-aimé.

Je m'en vais comme une guerrière, une lionne ! Qu'est-ce que vous croyez ? Je ne vais pas rester longtemps ici. Juste réguler ma prise de Xanax et espérer un retour rapide de mes béquilles thérapeutiques pour remonter sur mon fil de funambule. Premier contact avec un infirmier doté d'une délicatesse sans nom. "Vous avez fait de l'automédication avec le Xanax ?" me dit-il en levant les yeux au ciel. "Mais enfin, comment peut-on encore vendre cela, c'est dingue !" Sans doute bien intentionné mais fort mal équipé en psychologie, cet homme, n'a, à mon sens, jamais dû voir arriver l'angoisse se faire inviter de force. Qu'à celane tienne, je m'installe, défais ma valise comme si j'arrivais à Venise pour un séjour au soleil. Oui, cet été-là le soleil brillait et chauffait la chambre mais Venise était loin. Au moins aurait-on pu peindre la ville des amoureux sur les murs de ma chambre aussi blanche qu'aseptisée. Premier contact avec les autres patients de l'unité. Il n'y avait une place libre pour moi que dans le service qui traite les addictions, un autre mal qui ronge les personnes que je rencontre. "Ne vous inquiétez pas, un psychiatre est formé pour soigner toutes les maladies mentales." C'est indéniablement vrai mais quand les groupes de parole avaient lieu, je n'étais tout simplement pas conviée. Le groupe de parole, je n'avais qu'à l'imaginer avec mon angoisse, vous savez, cette charmante invitée ? Vous ne risquez pas d'avoir envie de la convier chez vous. Cette angoisse vous ronge, vous fait voir la vie en noir. Ils n'ont pas la télé couleur à l'hôpital. Des activités ? Il y en avait de toutes les sortes, créatives, sportives, de bien-être, des balades, des ateliers d'écriture... Rien à dire, ils ont pensé à tout! Mais ce qu'ils ne savaient pas c'est qu'ils avaient à faire à une patiente sans patience, démunie, exigeante, en colère, bref une patiente emmerdante. Et pour l'illustrer, voici l'ironie d'une infirmière entrant dans ma chambre un matin : "Comment ça va mal aujourd'hui ?" Je la comprends, elle devait avoir envie de passer mon dossier à sa pire ennemie. J'allais mal, oui mais je savais au plus profond de moi-même que ma place n'était pas ici. Chaque matin se ressemblait, réveillée par mes angoisses, en nage dans des draps trempés. Médicaments donnés et avalés illico presto sous un regard distant me laissant une sensation désagréable d'être infantilisée. Les échanges avec les différents infirmiers se résument à des phrases redondantes. Oui, chaque professionnel ici doit savoir ce qui est bon pour moi. Vous me direz sans doute qu'ils doivent suivre le protocole sauf que, quand l'angoisse n'en fait qu'à sa tête, vous n'en pouvez plus et vous savez que celle-ci doit cesser, protocole ou pas! Le pire cauchemar est d'imaginer ce qui pourrait arriver si cette atroce invitée continuait à prendre ses aises. Oui, je l'ai dit : " J'ai eu des idées noires." Je ne vous ferai pas un dessin... À l'extérieur, il y a la coupe du monde de foot, des apéros entre amis au soleil, les 60 ans d'un ami. Mais il y a surtout la remise de diplôme de ma fille à laquelle je ne serai pas. L'homme de ma vie est seul face aux murs de l'hôpital. Il ne reçoit aucun coup de fil, pas de rencontre initiée par un psychiatre pour lui faire part de l'évolution de mon hospitalisation. Entourée plus que jamais par des messages, des photos, des colis, des visites, il n'en reste pas moins que je veux quitter ce lieu. Les visites ne se font qu'à l'extérieur avec mes proches qui m'emmènent prendre l'air, des moments tellement nécessaires. Ceux-ci recevaient des recommandations des infirmiers du genre : "Attention pas de consommation d'alcool hein ?!" À nouveau une désagréable impression d'être infantilisée et une fâcheuse envie de répondre que j'allais justement boire pour revenir joyeuse et pompette histoire de croire que j'étais vraiment en vacances à Venise ! Mais bon sang c'est bien sûr, tout le monde ne sait pas que je ne souffre pas d'addiction mais de bipolarité !! Ajoutez à cela qu'au contact de ce lieu, je suis devenue asociale, longeant les murs, le regard éteint, regardée par les autres se demandant qui était cette femme qui restait isolée ne parlant à personne. J'ai, malgré cela, échangé avec une femme qui souffrait d'anorexie. Il n'y a pas de hiérarchie de la douleur dans les maladies mentales. Ayant besoin de me décharger, à défaut d'avoir un punching ball, j'ai fait un mini jogging autour du parterre de fleurs de la résidence. Ce devait être drôle à regarder, rien à voir avec la taille d'un stade.

J'ai ensuite appris que c'était interdit tout comme de mettre ses pieds nus dans l'herbe alors que cela est recommandé dans la liste des petites choses qui ne coûtent rien et qui font tant de bien. Non, ici, impossible pour moi de reprendre contact avec la terre et de tenter de me reconnecter au royaume du vivant. Au fur et à mesure des années de combat, je suis convaincue des piliers sur lesquels je dois m'appuyer pour avancer sur le chemin de la vie : un bon sommeil, du mouvement régulier, une alimentation de qualité, des liens tissés sur la durée, accomplir des choses qui ont du sens pour moi. Rien de tout cela n'était présent durant ce séjour dans un hôpital psychiatrique. J'avais la sensation que plus longtemps je restais ici, plus j'avais le risque d'y rester longtemps.

Ce témoignage repose sur l'expérience de l'hospitalisation que j'ai vécue à ce moment-là et dans ce contexte-là.

Merci à l'autrice Lou Lubie, du livre *Goupil ou face* qui illustre à merveille la place du renard dans la bipolarité.

Merci à Elliott Smith pour son Album Either/Or (1997) qui m'a accompagnée durant mon séjour loin de Venise.

Acte I : Accueillir

Vient le moment où le patient franchit la porte d'une institution de soins psychiatriques. De deux choses l'une : soit le patient a déjà derrière lui un trajet de soins et est rompu à ce rituel d'admission, soit il découvre pour la première fois l'univers psychiatrique et institutionnel. Dans les deux cas, le patient se présente avec son bagage psychique, ses peurs, son passé, ses fragilités et ses blessures. Mais il arrive aussi avec sa représentation mentale de ce qu'est le soin en psychiatrie, représentation basée sur ses propres expériences passées ou sur ce qu'il a toujours entendu à propos de cet endroit si particulier qu'est l'hôpital psychiatrique… chez les fous. Ceci expliquant cela, beaucoup de patients, quand ils évoquent leur passage en hôpital psychiatrique, utilisent souvent la terminologie suivante : « Je me suis fait interner en psychiatrie ! », alors même qu'il ne leur viendrait jamais à l'idée de dire à qui veut l'entendre qu'ils ont été internés en chirurgie. Une première précision s'impose donc. Il y a en Belgique trois différentes manières d'être hospitalisé en psychiatrie. La première, celle qui nous concerne dans cet ouvrage, est de loin la plus fréquente. Il s'agit de l'hospitalisation volontaire sans contrainte. La deuxième, beaucoup plus rare, est la mise en observation dans le cadre de la loi relative à la protection de la personne des malades mentaux, loi de juin 1990, récemment adaptée en mai 2024. Cette hospitalisation, sous contrainte cette fois, est prononcée administrativement, par un magistrat (Procureur du Roi, en cas de mise en observation urgente, ou Juge de Paix, en cas de mise en observation non-urgente). Cette mesure d'hospitalisation contrainte ne peut se justifier que lorsque la personne concernée présente des troubles psychiatriques graves qui compromettent gravement sa santé et son intégrité physique ou l'intégrité d'autrui. Il faut que le patient ne soit pas conscient de cette problématique psychiatrique et, par conséquent, refuse les soins nécessaires à son rétablissement et qu'il n'existe au sein du réseau de soins aucune autre alternative thérapeutique que l'hospitalisation contrainte. Cette mesure est une mesure de **protection**, temporaire, de la personne qui, par ailleurs, n'a commis aucun crime ou délit. C'est ce que l'on appelait par le passé la « collocation ». Enfin, la troisième mesure est de loin la moins fréquente. Elle concerne en Belgique environ quatre mille personnes et c'est le fameux **internement**. Il s'agit d'une mesure de **sûreté**, définie en Belgique par la loi relative à l'internement des personnes atteintes d'un trouble mental. Pour faire simple, cette mesure concerne des personnes qui ont commis un crime ou un délit sévère et qui ont été considérées, après une expertise psychiatrique, comme irresponsables pénalement. Bien qu'ils aient été considérés irresponsables par la justice, ils peuvent faire l'objet d'un enfermement, forcément contraint, dont l'objectif est double : protéger la société et donner à la personne un traitement approprié par le biais d'un trajet de soins extrêmement long afin que cette personne puisse, un jour, retrouver une place dans la société. Cette mesure d'internement, à la différence d'une peine « classique de droit commun », n'a pas de date de fin. Pour ceux d'entre vous qui souhaiteraient en savoir plus, je vous renvoie à mon précédent ouvrage : *Petit essai impertinent sur l'internement, l'expérience de la Forêt de Soignes*, publié chez Academia, tout comme le livre que vous tenez entre vos mains. Précision faite, revenons au sujet de cet ouvrage, l'hospitalisation classique sur base volontaire.

Lorsque le patient entre dans un service de psychiatrie, il est d'emblée confronté non pas à un soignant, mais à une équipe pluridisciplinaire composée d'un psychiatre, de psychologues, de neuropsychologues, d'assistants sociaux, de kinésithérapeutes, d'ergothérapeutes, d'infirmiers, mais aussi de diététiciens, du personnel de cuisine et des techniciens de surface (dont le rôle n'est pas à minimiser comme déjà signalé plus avant). Il ne s'agit pas d'un colloque singulier comme dans une consultation ou une séance de thérapie en cabinet privé. Nous nous trouvons dans une temporalité hospitalière et dans un contexte institutionnel. Ceci implique que, dans cette affaire, l'institution n'est pas neutre. Son organisation, sa pratique, ses valeurs et ses relations internes influencent directement le rétablissement des patients. Soigner une personne seule est fondamentalement différent de soigner une personne parmi une trentaine d'autres prises en soins et ce, avec un dispositif pluridisciplinaire. Tiens, à ce propos et comme déjà écrit, un terme devrait selon moi être banni et remplacé par un autre, il s'agit du terme « prendre en charge », très souvent utilisé en médecine en général et en psychiatrie en particulier, « toujours prendre en charge » implique une certaine lourdeur voire une contrainte... une charge lourde ? Pesante ? Énorme ? En avoir sa charge ? Pas tellement enthousiasmant, n'est-il pas ? À ce terme je préfère le plus positif de « prendre en soins ». Prendre en soins, c'est avant tout soigner des personnes plutôt que des diagnostics. Ceci implique qu'il faille également prendre soin du cadre institutionnel pour qu'il devienne réellement un espace de vie et de soins adapté aux patients qui nous font confiance en acceptant le contrat thérapeutique que nous leur proposons. Dans ce dispositif interdisciplinaire, le patient ne doit jamais être considéré comme un objet passif de soin mais comme un acteur réalisateur de son propre processus thérapeutique et plus largement de sa vie.

J'ai, avec d'autres, l'habitude de rappeler que la rencontre d'un patient avec un soignant est toujours la rencontre de deux savoirs : celui théorique et scientifique du professionnel et celui, vécu, du patient. Et n'oublions pas de ses proches.

Néanmoins, il ne faut pas être dupe ni angélique mais réaliste, cette relation patient-soignant est fondamentalement asymétrique. Les deux ne sont clairement pas dans le même bateau, comme on l'entend souvent, mais chacun sur son bateau traversant la même mer. Sur l'un le soignant, la clé du dispositif, sur l'autre le patient, qui doit s'adapter.

Ce temps pour accueillir et rencontrer l'autre dans sa singularité, dans son humanité est capital. Selon la manière dont se déroulera ce temps, dépendra la suite du trajet de soins du patient. Point de rapport de pouvoir, point de paternalisme – genre tout pour les patients mais sans les patients – pas non plus de clientélisme, fournisseur de soins mais bien un rapport d'humain à humain, certes asymétrique de fait, mais symétrique de droit.

À ce propos, une autre phrase à bannir du vocabulaire des soignants ! Il s'agit de la très répandue « juste distance ». À l'instar du fameux, du déjà décrit « prise en charge », la « juste distance » marque la différence. Comme face à un animal sauvage, il faudrait apprendre à gérer la bonne distance, pourquoi ? Pour ne pas être agressé ? Contaminé ? Ou encore comme le suggérait François Tosquelles, l'une des grandes figures de la thérapie institutionnelle de l'après-guerre 39-45, « parce que les psychiatres ont peur des patients » ? ! À cette formule, je pose la notion de « juste proximité », entendue comme une injonction à s'engager corps et âme, ai-je envie de dire, dans la relation à l'autre, en l'occurrence, le patient. Cet engagement relationnel ne peut en aucun cas être fait de froideur, de distance, voire de rapport de force, sous peine d'être synonyme d'un non-engagement. Pour autant, cette rencontre ne peut se passer sous l'emprise des émotions et sous la houlette de la familiarité, car là aussi, il s'agirait alors d'une non-rencontre.

La juste proximité, elle, doit se réinventer à chaque rencontre et implique plus qu'un savoir-faire, mais bien un savoir-être. Au risque de passer pour un vieux schnoque, cette « juste proximité » implique, comme lorsque l'on rencontre un inconnu qui se présente à nous dans la vie quotidienne pour la première fois, d'utiliser lors de la rencontre avec un patient le « vous », comme pronom personnel par défaut plutôt que le « tu ». Le vouvoiement comme règle et le tutoiement comme exception, sachant que, comme dans la langue française, même les exceptions sont soumises à des règles. Bien que le vouvoiement soit en perte de terrain sur le tutoiement dans nos sociétés occidentales et surtout sur les réseaux sociaux, j'estime que, face à toute personne que l'on ne connaît pas ou peu, patient compris, le vouvoiement doit être privilégié. Un collègue psychiatre me rappelait qu'initialement, le tutoiement marque une forme d'appartenance. Ainsi on tutoie sa famille, ses amis, ses proches, certains de ses collègues. Mais le tutoiement peut aussi être une manière de marquer une ascendance sur l'autre. Ainsi, outre le cercle des proches, ce sont en général les subalternes que l'on tutoie. Vieux schnoque peut-être, mais vieux schnoque persévérant : comme dans la vie quotidienne, les patients ont aussi droit à la politesse. Allez, j'en rajoute une couche ! À l'opposé du tutoiement systématique, le vouvoiement, règle de base de la politesse dans la langue française, pour peu que cela intéresse encore quelqu'un, me semble être propice à une « juste proximité » dans la rencontre avec un patient que souvent on rencontre pour la première fois, à la faveur de son arrivée à l'hôpital. Dans ce contexte, le vouvoiement marque le respect, garantit l'intimité et la liberté des êtres humains, particulièrement si l'un d'eux, rarement le soignant, se trouve en situation de dépendance potentielle par rapport à l'autre, rarement le patient. Promis, j'en reste là sur ce sujet. J'imagine cependant que vous avez bien compris que de la qualité de cette première rencontre dépend la suite du trajet de soins du patient dans ce « momentum » de sa vie qu'est l'hospitalisation en psychiatrie. Respect, équité, éthique et clarté du cadre professionnel et institutionnel vont permettre de créer un lien... un lien qui libère et qui permettra au patient, sereinement, de poser et déposer son « sac à souffrances ». C'est à ce moment-là que commence l'acte II, le cœur du dispositif de soins qui ne peut se déployer que grâce à la fonction contenante de la thérapie institutionnelle.

Acte II : Accompagner

✦ *Le dispositif de soins*

Une fois que le patient a déposé son bagage – au-delà de son diagnostic DSM, de son traitement médicamenteux et des éventuels examens complémentaires nécessaires – il est important d'interagir d'emblée avec lui, de percevoir sa manière d'interagir avec le groupe et avec les soignants, bref de travailler à l'établissement d'un lien. Lors de cette phase d'installation, les soignants interagissent avec le patient tout en l'observant interagir avec eux et avec les autres patients... observer, nommer, contenir et élaborer sont des actions sur lesquelles je reviendrai souvent. Bien évidemment, cette période d'observation est active et interactive. Elle met d'emblée la rencontre au centre de notre travail, c'est là l'héritage de la thérapie institutionnelle qui, rappelons-le, s'est développée après la guerre 1940-1945 en réaction à la « violence des hommes » et à l'enfermement. Petite parenthèse, durant les deux grandes guerres du XXe siècle, les patients et patientes des asiles ont été particulièrement touchés par les privations et abandonnés de presque tous dans une indifférence quasi générale.

L'institution fait soin. Cela signifie que l'accueil, l'observation active et l'accompagnement concernent tous les soignants, et au-delà, tout le personnel y compris les non-soignants susceptibles d'entrer en contact avec le patient. Pour ce faire, il faut que le dispositif de soins soit cohérent, c'est-à-dire authentique et rigoureux, sans pour autant être rigide. La rigueur et la cohérence d'un cadre n'impliquent pas que les équipes doivent être figées comme une armée en marche obéissant comme un seul homme à leur chef. Il est important que chaque membre de l'équipe puisse exister dans sa singularité. L'équipe de soins ne doit pas être constituée d'équivalents temps plein asservis à leur profil de fonction, mais bien constituée d'êtres humains qui se sont engagés dans cet artisanat du soin qu'est le travail interdisciplinaire pour et avec les patients, dans ce que j'ai l'habitude d'appeler la recherche constante de l'équilibre dans le déséquilibre.

✦ *La cohérence*

La cohérence d'une équipe de soins consiste à accepter la différence et, à partir de cela, à se mettre au travail, tout comme on demande aux patients de le faire. Le dispositif de soins doit être pensé à la lumière de notre mission (certains diront de notre mandat), de notre vision, et de nos valeurs au service du seul soin. Sachant que, selon moi, aucun modèle ne soigne, si ce n'est la rencontre. Encore faut-il soigner la rencontre.

Accompagner un patient dans son trajet de soins ne consiste pas à être gentil, et encore moins « bisounours », mais à être avant tout humain et honnête. Comme je l'ai déjà évoqué, la rencontre humaine et honnête avec un patient n'est pas symétrique. Ainsi, c'est l'équipe de soins qui doit assurer la responsabilité du cadre, tenir ce cadre et prendre la responsabilité de la rencontre avec les patients. C'est ainsi que, par exemple, face à un patient passif, il ne faut pas attendre de lui qu'il vienne vers l'équipe mais il faut aller vers lui, dans une sorte de psychiatrie « déambulatoire », loin du colloque singulier et parfois figé de la psychiatrie en cabinet de consultation. Il faut aller vers ces patients dis-je, et ce, pour nommer cette passivité, aider le patient à réfléchir au sens de cette passivité. Parallèlement, l'équipe doit, face à ces situations fréquentes (la passivité est plus fréquente que l'agressivité dans beaucoup de services de psychiatrie), se questionner sur la meilleure manière d'aider le patient à sortir de sa torpeur, sans pour autant espérer pour lui et travailler à sa place.

De manière générale, tout comportement de la passivité à l'agressivité, de l'opposition à la transgression du cadre (fugue, consommation de substances illicites ou non-respect du cadre), tout, dis-je, doit être mis au travail avec les patients. Non dans un mode de sanctions mais comme un support à la parole et à la rencontre avec le patient. Ceci afin de « semer une graine » et espérer que le patient puisse progressivement intégrer que l'on parle de SON projet et que SON comportement en l'occurrence freine SON processus de rétablissement qui est surtout de SA responsabilité. De plus, souvent, la passivité, l'agressivité et les transgressions des patients résonnent également comme un appel inconscient à nous, soignants, à remettre en question notre dispositif et sa pertinence thérapeutique dont l'une des fonctions majeures est la « CONTENANCE ». Par contenance j'entends, une fois un comportement problématique observé, d'avoir le courage de nommer notre ressenti (y compris parfois la peur) au patient tout en restant fiable afin que ce dernier puisse progressivement intégrer le sens de ce qui se déroule et identifier sa part de responsabilités dans ces situations délicates. Bref, et je le répète encore, « semer des graines » qui, avec patience et persévérance finiront en tout ou en partie par être intégrées par le patient, dans un processus d'évolution progressive vers une certaine forme de stabilité libératrice. Un autre piège dans lequel l'équipe peut tomber, c'est celui du dirigisme et du travail centré sur un objectif de résultat auprès de patients qui ne sont pas toujours à ce moment-là de leur parcours en capacité de répondre à cette attente des soignants vis-à-vis d'eux, ce qui paradoxalement parasite les soins. Il ne faut pas que l'équipe soit trop rigide et fonctionnelle, orientée sur les résultats, sinon le désir de guérir de l'équipe se transforme en cauchemar pour les patients. L'idée n'est pas de « normer » ou normaliser le comportement des patients pour qu'ils puissent s'adapter à nos sociétés occidentales, souvent rudes et excluantes avec les plus faibles de ses représentants. Il faut accepter avec humilité, de renoncer à la posture de « toute puissance du soignant », bref, et quitte à être trivial, il faut parfois accepter de « foutre la paix aux patients » pour qu'ils puissent se soigner. Accompagner sans contraindre et observer sans vouloir tout contrôler, c'est aussi renvoyer au patient que lorsque l'on parle de son projet, on parle bien du sien et non de celui que l'on voudrait lui imposer. C'est lui l'auteur, l'acteur et le scénariste de sa propre vie. L'interaction avec l'équipe doit permettre au patient de prendre conscience que certains de ses comportements, disons transgressifs (passifs ou actifs), représentent avant tout une entrave à son projet. Bref, pour faire court, responsabiliser plutôt qu'infantiliser. Une pratique psychiatrique humaniste exige du soignant de considérer avant tout le patient, au-delà de ses symptômes et de ses différences, comme un adulte responsable. Finalement, en théorie, notre job est assez simple mais, sur le terrain, souvent extrêmement complexe. Il s'agit avant tout d'aider le patient à être plus présent à lui-même et à ce qui est en train de se passer en lui, en lui renvoyant nos observations. Encore une fois, notre travail consiste à observer, nommer, élaborer et contenir.

Je vous propose, dans ce qui va suivre, d'illustrer notre travail à partir de quelques considérations cliniques, forcément parcellaires et simplifiées, mais, je l'espère éclairantes.

✦ *L'isomorphisme*

Souvent les patients, de manière non consciente, rejouent avec l'équipe leur scénario de vie. Plutôt que de tomber dans ce piège qui consiste à rentrer, sans s'en rendre compte, dans le scénario du patient, il faut en prendre conscience et en parler en équipe pour agir plutôt que réagir. Une fois observé, il faut renvoyer cela au patient afin d'assouplir son fonctionnement psychique qui en est venu à se rigidifier au cours de sa vie. Cela lui permettra peut-être d'accéder d'une manière plus apaisée à certaines de ses émotions jusqu'ici refoulées ou transformées en passage à l'acte. Et l'isomorphisme là-dedans, me direz-vous ? Et bien précisément, l'isomorphisme est un terme issu des mathématiques que les thérapeutes systémiciens se sont attribués pour désigner le constat que, souvent, face aux émotions et aux enjeux relationnels vécus par le patient dans son système de vie, mais également de par sa personnalité propre et sa symptomatologie, les équipes soignantes interagissant avec lui ont tendance inconsciemment à reproduire la dynamique et le mode d'interaction du patient au lieu de les questionner. Pour l'exprimer encore plus clairement, en quelque sorte, l'équipe soignante semble être atteinte par les pathologies des patients. Pour ne pas tomber dans ce piège, il est impératif que l'équipe se remette régulièrement en mode questionnement. Que fait-on là ? Comment remettre du sens dans notre travail ?

✦ *Les patients difficiles*

Par patients difficiles, j'entends ceux qui, indépendamment de leur diagnostic DSM, mettent le cadre de soins en danger, voire l'explosent. Reconnaître et accepter cette réalité et ne pas la vivre comme un échec permet au dispositif de se consolider et de retrouver sa fonction contenante tout en ajustant son organisation vers plus de cohérence, de souplesse et d'humanité. L'attitude transgressive de certains patients revêt aussi une fonction par rapport à l'équipe. Ces situations parfois chaotiques sont susceptibles, a posteriori, d'apporter un éclairage à l'équipe sur son fonctionnement et ses interactions avec le patient. Bref, cela permet à l'équipe d'apprendre et d'agrandir ses compétences. Bien sûr, pour cela, il faut que l'équipe fasse preuve d'une capacité d'autocritique et prenne aussi conscience au passage qu'il est nécessaire de prendre soin de ses propres membres sous peine d'épuisement. Ainsi, le patient qualifié de difficile de par son fonctionnement disruptif nous apprend sur lui-même et surtout sur nous. Cela permettra à l'équipe d'être plus « ajustée dans le contact avec le patient ». Lorsque survient le chaos, c'est-à-dire quand les soignants font face à une situation inédite, confuse, inorganisée, incohérente, obscure et incompréhensible, générée par un ou plusieurs patients, il faut impérativement tenir le cap, continuer à observer, nommer et contenir les patients afin de pouvoir leur restituer notre ressenti et afin de les aider à comprendre ce qui leur arrive et par là, les responsabiliser. Il est clair que l'équipe ne doit pas céder au chaos en se solidarisant mais aussi en s'interrogeant notamment sur cette question : qu'est-ce que ce genre de situation nous apprend sur notre propre fonctionnement ? Ceci afin de mettre des mots sur des actes et améliorer la cohérence du dispositif. Enfin, ces situations difficiles et chaotiques, une fois résolues, sont souvent de solides facteurs de solidarité au sein des équipes, renforçant le sentiment d'appartenance de ses membres.

✦ *Les psychoses et les familles à transgressions psychotiques*

Pour faire simple, les familles à transgressions psychotiques sont majoritairement organisées sur le principe des « injonctions paradoxales » de type « reviens, fous le camp » ou « sois spontané ». Au fil du temps, ce système s'est rigidifié, au point qu'un patient fragile se trouve figé dans une position paradoxale où, quoi qu'il fasse, il est coincé dans une véritable impasse. Ces systèmes sont souvent lisses, sans conflit apparent, sans mémoire, sans temporalité et par conséquent sans histoire. Tout est figé et la parole ne peut circuler, et ce, jusqu'à l'absurde. C'est là clairement un système qui rend fou. En effet, dans ce système, le patient ne peut plus s'exprimer que par un passage à l'acte. Par exemple, par un brusque repli et isolement (ce qu'on appelle les symptômes négatifs) ou par une errance, une fuite ou un acte auto ou hétéroagressif (ce que l'on qualifie de symptômes positifs).

Par ce passage à l'acte, le patient « désigné » (comme disent les systémiciens) fait preuve d'une forme de lucidité dans un système qui ne veut pas voir, ni entendre, ni reconnaître. L'impasse alors se resserre. Le patient n'a plus recours qu'à la folie pour à la fois dénoncer tout en annulant cette dénonciation, puisque précisément il est fou. « Je sais que je ne peux pas nommer, alors je passe à l'acte. » Notre job sera alors d'aller à la rencontre de ce patient tout en essayant de travailler avec la famille (toujours en présence du patient), et ce, afin de progressivement « assouplir » et « dérigidifier » ce système. Ce qui est important dans ce type de situation, c'est qu'il ne convient pas uniquement de calmer les symptômes psychotiques, notamment par la prescription de neuroleptiques, mais qu'il faut également essayer de comprendre le sens de ces symptômes psychotiques. Le but du travail avec un patient souffrant d'une psychose n'est pas de le « normer ». Au contraire, il faut le libérer de certains de ces liens toxiques et l'aider à découvrir ses compétences propres et ses forces afin qu'il puisse progressivement trouver un équilibre – son équilibre – certes parfois précaire, mais suffisant pour avancer dans son parcours de vie de la manière la plus digne possible.

✦ *Les personnes dites limite ou borderline*

À l'inverse du système figé précédemment décrit, on a ici souvent affaire à un système chaotique. En effet, ces personnes souvent fragiles et instables ne supportent pas la rupture et ont souvent une attitude abandonnique et c'est là leur impasse. Ces personnes ont tendance à abandonner avant d'être abandonnés, notamment en mettant en échec leur processus de rétablissement. Là est leur impasse : « J'ai besoin de toi pour exister mais je ne peux pas exister à cause de toi car tu m'annules ». De plus, leur comportement est souvent « rock'n'roll », faute d'arriver à gérer leurs émotions. Cela se manifeste essentiellement par des comportements destructifs, parfois violents : passage à l'acte, consommation de drogues, scarification, tentative de suicide, comportement de mise en danger ou encore comportement menaçant envers autrui. Face à ce système de comportement, il convient de se rappeler de l'importance de la « juste proximité » et de concentrer toute notre attention sur le fait que, comme équipe, nous devons tenir debout, être le plus authentiquement présents, tenir et garder notre position de contenance. Ainsi, par exemple, on peut aborder un patient de la manière suivante : « Nous, de notre côté, on tient le cadre, mais vous, de votre côté, vous devez aussi réfléchir à votre violence et participer, avec notre aide, à la manière de vous protéger. » Là encore, avec patience et persévérance, il convient d'assumer et de tenir notre capacité de contenance, en nommant ce qu'il se passe, en restant fiables et authentiques et en élaborant avec le patient d'autres manières de gérer ses émotions. Une fois encore, « semer des graines » et freiner progressivement le cycle infernal de l'ambivalence pour arriver à créer des liens sécurisants et acceptables.

✦ *Les patients à structure paranoïaque*

L'impasse dans laquelle ces patients très rigides se trouvent est qu'ils vivent dans un système binaire. C'est soit la toute-puissance soit l'effondrement narcissique. En miroir de ce système, l'autre ne peut être qu'un allié ou un persécuteur. Ces personnes portent en elles une grande fragilité, mais leur système d'adaptation n'est pas la folie de la psychose, ni le passage à l'acte de la personnalité borderline. Pour qualifier leur mode de fonctionnement, on utilise le terme de « raisonnement paralogique ». Explication : le raisonnement paralogique consiste en une fausseté involontaire du jugement, fondée sur des prémices fausses, à partir desquelles s'articulent, de bonne foi, un raisonnement rigoureux et une cohérence parfois supérieure à la moyenne. C'est un peu comme si toute la cognition et l'intelligence du patient étaient mises au service d'une interprétation faussée de la réalité, en saisissant un élément objectif de cette réalité et en tissant sans cesse, à partir de cet événement, une fausse réalité à laquelle le patient adhère de manière inconditionnelle, sans que son point de vue ne puisse être questionné. Dans cette situation et afin d'éviter l'effondrement du patient et le refus de soin de sa part, il convient d'assouplir progressivement sa rigidité. Pour ce faire, il faut que l'équipe puisse réussir à ouvrir « une fenêtre thérapeutique étroite », celle de la rencontre. Puis, patiemment, s'appliquer à élargir cette fenêtre avec le patient, à nouveau dans le souci de trouver un équilibre dans le déséquilibre. Pour espérer y arriver, il est impératif de disposer d'un cadre de soins clair et de parler vrai. Cette fenêtre thérapeutique se construit sur une base d'authenticité et de renoncement à vouloir changer à tout prix le patient. Pour ce faire, il faut disposer d'une équipe solide, cohérente, qui puisse maintenir coûte que coûte cette fenêtre de rencontre, aussi petite soit-elle, et travailler avant tout sur les ressources du patient.

Ce ne sont là que de brèves illustrations de ce qu'est le travail au quotidien avec les patients souffrant de pathologies complexes. J'aurais encore pu aborder la question de la schizophrénie, des consommations de drogues au sein des unités de soins, des assuétudes et de bien d'autres situations. Cependant, je vais presque en rester là et aborder un dernier point.

✦ *La place des médicaments dans le dispositif de soins*

Travailler comme nous le faisons, d'une manière interdisciplinaire, en se référant à la thérapie institutionnelle, n'implique pas – loin de là – de se passer des médicaments. Ceux-ci sont absolument nécessaires dans la plus grande partie des prises en soins. Cependant, il n'y a pas la thérapie interdisciplinaire centrée sur la rencontre d'un côté et la psychopharmacologie de l'autre. La prescription de neuroleptiques et autres molécules fait partie intégrante de la thérapie et n'en est pas dissociée. Les discussions sur la pertinence de tel ou de tel médicament avec le patient ainsi que les discussions autour du refus de certains patients d'accepter la prise de l'un ou l'autre médicament voire de tous ou encore leur demande pressante d'obtenir un médicament précis qui ne nous parait pas indiqué. Toutes ces questions doivent faire l'objet de discussions. Encore une fois, nommer, observer, élaborer dans un cadre contenant. Si l'on n'inclut pas le traitement médicamenteux dans le cadre de la prise en soins globale, le patient au mieux joue le jeu (au pire, il se pose dans une attitude d'opposition) durant l'hospitalisation, puis une fois sorti, jette tout à la poubelle.

Pour terminer l'acte II, je vais encore insister sur l'essentiel : seule la rencontre soigne. Chaque patient est une histoire. Il convient de l'accueillir comme tel, sans réduction à une approche normée, vaine et inutile. A contrario, il faut assumer ce permanent équilibre dans le déséquilibre, c'est ce qui s'inscrit au cœur de cet artisanat qu'est la thérapie interdisciplinaire du XXIe siècle.

Acte III : Transmettre

Il reste encore un acte, crucial, pour le trajet de soins des patients. L'hôpital est un îlot perdu dans l'océan de la société. Il n'est pas qu'un lieu, il est aussi une temporalité et le cœur d'une action. Ne retrouvons-nous pas ici les codes de la tragédie théâtrale : unité de lieu, unité de temps et unité d'action ! L'hôpital doit impérativement s'inscrire dans le réseau de soins, pas au centre, mais dans le réseau. Il y a un amont dans la vie du patient : il y a un avant l'hôpital et il y aura un après. Trop longtemps, la psychiatrie a vécu sous le signe du clivage. L'hôpital d'un côté, les structures ambulatoires de l'autre. Au premier, la caricature d'aliénistes autocentrés, essentiellement prescripteurs de médicaments. Dans notre monde binaire, on dirait « la droite ». Au second, l'humanité, l'alternative, les soins holistiques, la méfiance envers l'hôpital et les traitements médicamenteux… On dirait « la gauche ». Évidemment, les premiers réfutent les théories des seconds et revendiquent leur statut de scientifiques, alors même que les seconds méprisent les premiers, considérés comme des « flichiatres »… Heureusement, de nos jours, ce clivage n'existe plus ou presque plus. Il y a toujours dans les deux camps d'irréductibles résistants à la voie centrale, celle de la collaboration et du trajet de soins. Les autorités sanitaires l'ont bien compris en imposant en Belgique une réforme du soin basée sur la complémentarité des structures et du soin, au plus proche du vécu des patients et ce, dans l'ouverture sur le vrai monde via des liens avec les structures de formation, de remise au travail et d'aide au logement. Pour en savoir plus, il suffit de taper sur votre moteur de recherche préféré : « réseau 107 » et vous y trouverez tous les renseignements utiles sur ce dispositif global de soins en santé mentale. L'hôpital doit impérativement s'inscrire dans ces réseaux et collaborer avec les structures partenaires, tant en amont qu'en aval. Reste donc une mission essentielle, celle d'assurer la continuité des soins à la sortie de l'hôpital en passant le témoin aux intervenants qui prendront le relais de la prise en soins des patients et donc, transmettre. C'est un peu comme en athlétisme, au quatre fois cent mètres ou au quatre fois quatre cents mètres, où la Belgique excelle ; si le témoin tombe, l'équipe est éliminée.

Observer, nommer, élaborer et contenir sont une chose mais transmettre en est une autre. La sortie d'un patient de l'hôpital se prépare et se construit au fur et à mesure de l'évolution du travail bio-psycho-social et de la clarification du projet de vie du patient. Je dis bien le projet de vie du patient, pas de celui que l'on veut lui imposer pour son bien (toujours se méfier des gens qui veulent votre bien alors que vous n'avez rien demandé). Notre rôle en tant qu'équipe est de permettre au patient, une fois les symptômes apaisés, de développer de nouvelles habiletés ou de redécouvrir des habilités jusqu'ici oubliées. L'objectif étant que la personne puisse vivre au plus près de ce qu'elle souhaite, dans l'environnement de son choix. La nécessaire possibilité pour le patient de choisir sa vie fait partie intégrante de notre démarche de soins. Certains objecteront que souvent les projets des patients sont soit trop vagues, soit trop ambitieux, soit trop précoces. Certes, mais dans ces cas, l'équipe va se mettre au travail avec le patient pour réfléchir et questionner les forces et les faiblesses de son projet. Toujours tout mettre au travail avec les patients !

La plupart du temps, on arrive à se rapprocher de la vie que le patient souhaite vivre. J'en profite pour insister sur le fait qu'il faut parfois prendre le risque... de faire confiance aux patients. Souvent, pour apaiser leurs propres angoisses, les soignants vont préférer soutenir un projet encore bien encadré, plutôt qu'un projet jugé trop autonome. Bref, les soignants ont une tendance naturelle à sous-estimer les compétences des patients. Un autre biais dans la construction du projet des patients réside dans le fait que fréquemment, les patients ne se comportent pas à l'extérieur comme à l'intérieur de l'hôpital. Quoi que l'on fasse, l'unité de lieu, de temps et d'action qu'est l'hôpital crée des interactions propres au système qui peuvent parfois fausser la perception des soignants sur les patients et inversement. À mettre évidemment aussi au travail !

Le travail de rétablissement implique d'agir sur plusieurs fronts. Bien sûr, il y a d'abord la continuation des soins, via le trio psychiatre, médecin traitant et psychothérapeute. Tous ces intervenants doivent être définis avant la sortie du patient et contactés par l'équipe pour assurer la transmission des données bio-psycho-médicales du patient, toujours avec son accord et si possible en sa présence. Sachant qu'il est quasi impossible pour un patient de prendre soin de lui s'il est SDF ou squatteur, un autre volet important du rétablissement est le logement. C'est là parfois un frein à la sortie et donc à une forme de chronification du patient. Trouver un logement digne, proche des commerces, accessible en transports en commun et permettant un accès aux soins n'est guère facile, particulièrement quand on souffre d'une maladie mentale, que l'on est isolé, que l'on n'a ni travail ni argent ni garant ! Heureusement, il existe des structures de logement encadrées dans le réseau, comme les appartements supervisés, les initiatives d'habitations protégées (IHP), les maisons de soins psychiatriques (MSP). Malheureusement, il y a de plus en plus de demandes et peu d'offres, ce qui peut freiner le trajet de soins des patients.

Une fois le suivi biopsychologique assuré et le logement acquis (souvent moins cosy qu'espéré), il faut aussi que le patient puisse s'épanouir dans son quotidien, sous peine de vivre son logement comme une prison et son suivi bio-psycho-médical comme un luxe qu'il ne peut pas se permettre. Conséquence : marasme, arrêt du traitement médicamenteux et de la psychothérapie, isolement, consommation d'alcool ou de produits stupéfiants, rechute et... retour à la case départ. Et c'est reparti pour un funeste tour ! Avoir des rendez-vous dans le réseau et disposer d'un logement est nécessaire mais non suffisant pour vivre dans la dignité. Il faut aussi que le patient puisse créer des liens, rencontrer des gens, se faire des amis, s'inscrire dans la vie de son quartier, bref, s'approprier son quotidien. Le patient doit pouvoir s'épanouir dans des occupations susceptibles d'avoir du sens pour lui, en lui permettant de se connecter ou se reconnecter à ses désirs, ses passions, ses compétences parfois oubliés depuis très longtemps. Pour cela, outre les soins médicaux et les structures d'aide au logement, il y a aussi les soins hors les murs. J'entends par là les centres de jour, les hôpitaux de jour, la pair-aidance, les groupes de parole et bien d'autres petites associations qui offrent des activités diverses favorisant les rencontres sans qu'il soit nécessaire que le patient doivent montrer « patte blanche » et « porter un projet ». Bref, un accueil simple, à bas seuil, où le patient peut s'ancrer et juste être là, libre et en sécurité. Pour assurer le lien au sein du réseau, il y a les équipes mobiles qui vont à la rencontre du patient et font le lien avec le réseau tissé pour et avec les patients (voir la remarque sur le réseau 107), ainsi que les différentes formes d'aides et de soins à domicile et les services d'aide à la précarité. Sans oublier bien sûr les proches des patients, pour autant qu'ils ne vivent pas dans une « ultra moderne solitude », comme le chantait Alain Souchon. Enfin, après le soin, le logement, l'occupationnel, les équipes mobiles et autres, les proches, etc., il y a encore l'argent et les perspectives de réinsertion professionnelle. Là aussi, le réseau peut aider et soutenir le patient. Il existe des facilités d'accès à des programmes de formation, du bénévolat, des conseils d'usagers, des pairs-aidants, des proches et des coaches en réinsertion professionnelle. Enfin, l'argent. Dans les équipes soignantes hospitalières, il y a une corporation qui fournit un travail titanesque ; ce sont les assistants sociaux et assistantes sociales. Ils entrent en contact avec les CPAS, les banques, les éventuelles personnes de confiance ou les administrateurs de biens et parfois de la personne. L'argent étant le nerf de la guerre, un patient qui ne sait pas gérer un budget et son courrier ou reconnaître les principales institutions avec lesquelles il aura à faire en tant que citoyen et malade (l'INAMI et les mutuelles, les institutions de reconnaissance d'handicap et bien d'autres), même s'il est bien pris en soins, n'avancera guère dans son travail de rétablissement. Soigner en psychiatrie ne consiste pas seulement à faire taire les symptômes et à envoyer un rapport au généraliste et au psychiatre. Il y a un abîme entre l'équilibre psychique retrouvé du patient et sa capacité à récupérer son autonomie et à vivre dignement. Transmettre, c'est bien plus qu'envoyer un rapport médical, c'est prendre contact avec tous les intervenants, passés, présents et à venir qui vont croiser la vie du patient.

Enfin, transmettre n'est pas abandonner. Je pense qu'il est important dans cette passation que l'équipe soignante d'où vient le patient reste disponible en « stand-by » et puisse, le cas échéant, accueillir à nouveau le patient, s'il va moins bien, pour un séjour de répit. Ce séjour pourra permettre au patient de se poser et au réseau de se concerter avec le patient pour ajuster le suivi. Là encore, l'hôpital sera une aide temporaire au travail du rétablissement du patient et non un retour à la case départ.

Laissons maintenant la parole à Olivier :

« Dans les bois

Je me propose un mois de repos dans les bois. Et il m'a proposé une hospitalisation dans les bois.

File

L'une derrière l'autre. Une dizaine. Nous attendons debout dans le couloir. Nos médicaments. Nous devons les avaler devant l'infirmière. Pas confiance. S'assurer qu'on les prend. Et on se met sur la balance. Pour voir où on en est. Tous les jours. En file, comme à la cuti en primaire. En file, comme au service militaire. Défilé.

Rapporté

Tu découvres le rapport d'un coup. Après ta sortie. Tu n'as pas l'occasion de réagir. D'en discuter avec l'équipe. Seulement avec le psy. Si tu le revois après. Et le rapport est déjà dans les mains du médecin traitant. Étiqueté.

Joué

Whist. Ainsi en a décidé le maître du jeu. Pas question de parler. Ou si peu. Tout au jeu. Tout aux règles. Tout à la manière dont il a décidé que cela devait se passer. Temps suspendu. Enfermement déjoué. Ou rejoué.

Désargenté

Gratuit. Pas une chambre à deux ou à quatre. Non, une chambre individuelle. Nourriture, logement, activités, rendez-vous, tout est gratuit. On m'avertit quand même que je devrai payer les jetons des machines à laver. Pas couverts par mon assurance. Je ne suis pas si privilégié que ça finalement.

À la fin, ils ne me font même pas payer les jetons. Quand même.

Dépensé
La seule manière de dépenser son argent, c'est le mercredi. Lors de la sortie supermarché. Il faut une autorisation. On part en excursion. Toujours le même supermarché.

Crédité
Autre file. Debout dans le couloir. Secrétariat. L'une d'entre nous sort, déçue de ne pas avoir été entendue. On entend à travers la porte. De l'autre côté, deux administratives de l'hôpital entre elles : "Ne tiens pas compte de ce qu'elle dit. C'est parce qu'elle est malade". Discréditée. Cela dépend d'où tu parles. Ta parole est prise en considération. Ou pas. Il y a moins de chances quand tu es le malade.

Autorisé
Autohypnose une fois par semaine, excursion au supermarché une fois par semaine, balade à vélo sur les chemins asphaltés de la forêt une fois par semaine, aquagym deux fois par semaine, sortie de l'hôpital pour un rendez-vous ou un jour de plus..., tout cela est soumis à autorisation du psy. Libéré.

Médecin maltraitant
Une copine me refile l'adresse d'un psy. Il me dit d'arrêter tout de suite l'antidépresseur. Ce que je fais. Fini le médicament qui m'avait fait basculer. Je vais retrouver mon médecin. Celui qui me l'avait prescrit. Qui en avait augmenté la dose alors que je lui disais que j'étais dans un état pas possible. Que je ne dormais que vingt minutes par nuit. Médecin qui ne m'écoutait pas. Réponse du médecin : "Si t'es pas content, va voir ailleurs !". Pas un mot d'excuse. Pas un mot de discussion. Maltraité.

Si j'avais eu le choix
Je voulais me reposer. Prendre du recul. Aller un mois dans un gîte en Ardenne. Près d'un bois. Ou dedans. Petit souci : c'est cher pour une personne seule. En Belgique, les gîtes

c'est pour huit ou dix-huit personnes. Dans un gîte du Jura, on peut avoir une chambre pour un ou deux. Ou un lit dans une chambre commune. À prix abordable. En Belgique, il n'y a pas de dortoirs en dehors des villes. Le psy m'a proposé une hospitalisation. En hôpital psychiatrique. Au milieu des bois. Avec mon assurance du boulot, c'était gratuit. Je n'ai pas trop hésité. Pas assez ?

Boire ou conduire, il faut choisir

Dommage qu'on ne puisse pas négocier avec la mutuelle ou la sécurité un séjour dans les bois. Cela coûterait moins cher qu'une hospitalisation. Pouvoir choisir. J'aurais pu me le payer sans doute et je ne l'ai pas fait… Pourquoi ?

Aimé

Baignoire. L'eau coule puissamment. Bien chaude. Pas besoin de s'y prendre à plusieurs fois pour qu'elle reste chaude. La pièce est large. Très large. Avec seulement la baignoire. Au milieu. Rien d'autre qu'une chaise. Et la porte fermée à clé. Si je me souviens bien. Un luxe.

Aimé bis

Un fauteuil devant une fenêtre. Les pieds posés sur l'appui de fenêtre. Quelques personnes dans d'autres fauteuils. Une d'elles lit un texte d'une voix lente et chaleureuse. Auto-hypnose.

Deux tables chez la kiné, ce qui veut dire qu'on peut rester somnoler après qu'elle en a fini avec nous. Massage.

Des chemins qui serpentent dans les bois. Parfois bordés d'eau. Balade à vélo.

Des sentiers droits dans une forêt alignée d'hêtres. 400 km pendant mon séjour. Marche.

Des chaises un peu partout. L'occasion de discuter, échanger, se confier, inventer, imaginer, pleurer, rire. Rencontres.

Merci.

Décoré

Je ramène un bout de souche d'arbre et le pose sur la table dans ma chambre. Au fur et à mesure de mon séjour, je rajoute mes trouvailles des bois que je parcours à pied dans tous les sens. Feuilles, écorces, copeaux, fleurs... Je déplie aussi les couvertures de quelques bandes dessinées et les dispose sur la longue lampe-tube au-dessus de mon lit. L'infirmière cheffe vient un jour faire une inspection : "C'est quand même un hôpital ici !". Je n'enlève rien. On me fout la paix là-dessus. Sauvé.

Besoin de collectif

Nous étions plusieurs à avoir besoin de faire quelque chose de collectif.

Même si ça n'a pas tardé : on nous a fait taire.

Même si ça n'a pas duré : on s'est tu.

Se taire ou se terrer.

Tout goûter

Tout essayer pour aller mieux. L'hôpital est une recette parmi d'autres. Mais remboursée par la sécurité sociale. Et couverte par certaines assurances.

Tout goûter pour aller mieux. L'hôpital propose un tas de recettes. Je goûte à toutes les activités. Ou presque. Profiter un maximum de ce qui est mis à ma disposition. Ne pas être venu pour rien. Tout faire. Tout essayer. J'en fais trop. Ou presque. Bonjour les digestions difficiles.

Enfermé

L'alarme retentit. Un patient qui a un bracelet vient de passer la porte d'entrée. Il est d'un autre service. Je suis dans le service sans bracelet. Rien ne nous empêche de sortir. Même s'il y a quelqu'un à l'accueil derrière la vitre. Les portes sont quand même fermées pour la nuit. Souvent, le matin, j'attends devant la porte qu'on l'ouvre pour pouvoir aller marcher dans les bois. 6h : premier à sortir.

La fenêtre de ma chambre s'entrouvre à peine. Règle de tous les hôpitaux m'a-t-on dit. Impression d'être toujours enserré. Les horaires sont stricts. Vie commune. Et encore, je suis libre dans ma chambre individuelle. Au bout du couloir qui plus est. À côté d'une chambre vide la plupart du temps. Je ne dois pas m'adapter aux horaires et bruits des autres d'une chambre de quatre, ouverte toute la journée.

Gag, je me sens enfermé et je rajoute à l'enfermement. Peu parmi le personnel frappent avant d'entrer dans ma chambre. Je voudrais fermer la porte, mais pas de clé. Alors je mets une chaise près de la porte. Comme cela, si quelqu'un rentre sans prévenir, il est aussi surpris que moi.

À la carte

Je peux choisir mes activités. Sous réserve des autorisations nécessaires. Je peux changer d'activités. Au début, pluie. Je joue donc aux cartes avec quelques-uns. Quand la pluie cesse, je sors davantage, je m'installe sur un banc au soleil et je lis. Ce qui m'est un peu reproché. Par ceux avec qui je jouais aux cartes. Le changement n'est pas toujours très apprécié. C'est comme pour les places à table. La cantine a des tables de quatre. Au début, je changeais régulièrement de table. Je faisais connaissance. Et j'appréciais le changement. Mais cela ne plaisait pas à tout le monde. J'ai restreint mes changements. Patients, gardiens de l'ordre ?

Impliquez-vous qu'ils disaient !

Une des premières activités à laquelle je participe est un groupe de parole. Nous sommes quatre ou cinq, plus l'éducateur. J'écoute. Ils parlent de choses à améliorer dans l'établissement. L'éducateur leur dit que c'est à eux de se bouger et à contacter directement les responsables de l'hôpital. Il les encourage à faire une démarche collective.

C'est juste avant son départ en congé. Lors de la réunion suivante du groupe, quelques jours plus tard, vient l'idée d'un questionnaire. Pourquoi ne pas demander aux patients de dire ce qui cloche, ce qu'ils suggèrent comme améliorations... ? On me demande de donner un coup de main.

Les choses se mettent en place. Le groupe s'étoffe. De quatre ou cinq, on passe à une dizaine pour écrire le questionnaire. Dont une patiente-médecin. Tout cela malgré la précarité de notre situation. Certains vont moins bien, d'autres partent de l'hôpital, certains ne tiennent pas la longueur...

Le questionnaire est prêt. Il est photocopié grâce aux infirmières. On commence à rencontrer les différents patients. Une trentaine ? Quasiment tout le monde répond. Cela dépasse toutes nos espérances. Les réponses sont très constructives. Chacun répond de son côté ou en entretien. Nous commençons à traiter les résultats. Le boulot devient de plus en plus exigeant. Nous ne sommes plus que trois dans le noyau. Très contents des résultats.

Patatras. L'éducateur revient et, sans parler avec nous, s'emporte lors du briefing du matin à la cantine. "Mais pour qui se prend-on ?! On a cru qu'on était à l'hôtel". En même temps, il dit qu'il n'a pas encore vu le questionnaire. "Finie, la récréation !". Il sous-entend que cela ne se passera pas comme cela : plusieurs craignent pour les autorisations. Les autres membres du personnel ne disent pas un mot.

Un nouveau groupe de parole est programmé. Nous ne sommes que deux du noyau à nous y rendre. Le troisième, la personne-clé du groupe, est en congé. Nous sommes surpris de voir qu'il y a une demi-douzaine de personnes présentes. Beaucoup qui n'ont jamais participé au groupe.

Les critiques pleuvent. Comme si nous avions forcé à répondre au questionnaire. L'éducateur laisse faire. Il répète qu'il n'a pas lu le questionnaire. Il ne nous laisse pas répondre au fur et à mesure aux interventions. Il nous en empêche.

Nous avons du mal à encaisser le coup. Les coups. Je prends des notes, à la fois pour encaisser et pour pouvoir répondre. Je prends toujours note, de tout. Sous le coup de l'émotion, mes notes sont quasiment illisibles. Quelqu'un me reproche de prendre note. Mauvaise note ? L'éducateur va dans son sens, il en remet même une couche. Les attaques continuent à pleuvoir. Quand vient notre tour, nous sommes interrompus constamment. L'éducateur laisse faire. Je reprends note. Alors, il me demande, exige que je déchire les feuilles où j'ai pris note. Autodafé. Traquenard.

J'en sors complètement déstabilisé. Démoli. J'ai même peur qu'on me prenne mes carnets. Parano ? Je n'ai plus confiance en tout cas. Je craque. Mon psy est en congé. Pas moyen de le contacter. L'autre gars du questionnaire quitte l'hôpital. Les autres qui ont participé à la préparation du questionnaire rentrent sous terre. La violence de l'éducateur a été telle que nous n'arrivons pas à réagir. Nous n'arrivons pas à protester contre ce que nous ne parvenons même pas à qualifier sur le moment. Un abus de pouvoir. Nous n'arrivons pas non plus à terminer le dépouillement des questionnaires. Ni même à donner le questionnaire et les résultats déjà récoltés aux responsables de l'hôpital. On nous a fait doublement taire. Double peine. Tétanisés. Enfouir ou s'enfuir ? Quel était le danger de notre démarche ? Pourquoi tant de peurs ? Tant de censure ou d'autocensure ? Reflet d'un système malade ?

Plus de dix ans ont passé. Je ne suis toujours pas arrivé à écrire là-dessus. Seulement aujourd'hui. Dans un autre cadre. Besoin d'être cadré ou de cadrer ? »

En guise de conclusion

Dieu est mort, Nietzche est mort et moi-même, je ne me sens pas bien.

Woody Allen

Qu'est-ce que sera demain ? Bien malin qui pourra le dire. Certes, de nombreux indicateurs sont de nature à effrayer même les plus optimistes. Repli identitaire, *fake news*, peur de l'autre (quel qu'il soit), égoïsme et rapport de force sont désormais le socle de nos sociétés occidentales. Le tout sur fond d'un ultra capitalisme débridé et décomplexé.

Quelle est la place laissée aux plus fragiles d'entre nous dans cette modernité morbide ? Qu'en sera-t-il du simple contact humain, de la solidarité et du partage ?

Allons-nous régresser jusqu'aux plus sombres périodes de notre histoire ? Seule sera la victoire de la haine et de la puissance du pouvoir ? (petit clin d'œil au groupe de métal parodique français Ultra Vomit).

Le vainqueur prendra-t-il tout et, malheur au vaincu ?

Pourtant, ne dit-on pas que l'on reconnaît la valeur d'une société à la façon dont elle s'occupe des plus fragiles de ses citoyens ? Malheureusement et, sauf en vivant sur une île déserte et non connectée, on ne peut que constater quasi quotidiennement que les acquis ne sont jamais acquis.

Avec nos voitures intelligentes, nos montres intelligentes, nos télévisions intelligentes, nos frigos intelligents, nos cuisinières intelligentes, nos lits intelligents... ne devenons-nous pas chaque jour **un peu plus cons ?**

Les progrès du tour numérique, de l'intelligence artificielle (qui n'en est qu'à ses balbutiements) et les réseaux sociaux, sans cadre ni règles, sauf peut-être de libérer la parole haineuse, ne vont-ils pas transformer le rêve annoncé en notre pire cauchemar ? Qui sait, un jour, les robots vont peut-être s'humaniser, alors que les humains, eux, sont en train de se robotiser. Bienvenue dans *Walking Dead*. Et encore, ce possible scénario « gore » ne concerne que ceux qui ont accès au numérique. Et les autres ? Probablement des millions d'autres... oubliés ! Charles Bukowski a écrit cette phrase prémonitoire que je ne résiste pas à vous partager : « Le monde d'aujourd'hui est devenu étrange. La gentillesse et la spontanéité ne sont pas des choses simples, elles sont devenues des qualités que nous devons tous apprendre à pratiquer. » Je n'ai en lisant cela qu'un seul message : pratiquons et vite ! Face à cette machine à déshumaniser, il n'y a que quatre attitudes, celle de ceux qui foncent tête baissée avec joie et espoir dans ce processus d'accélération générée par le tout au numérique. Celle de ceux qui s'opposent fermement au numérique en le refusant en bloc. Celle de ceux qui s'en foutent royalement, peut-être les plus nombreux. Et enfin, celle de ceux qui, dans la mesure de leurs moyens, se mobilisent pour humaniser ces outils afin qu'ils soient au service des gens et non l'inverse. Tout cela en continuant à porter des valeurs de tolérance, de dialogue, d'entraide et de fraternité. En m'appuyant sur cette formidable citation de l'écrivain américain Francis Scott Fitzgerald : « Il faut comprendre que les choses sont sans espoir et être pourtant décidé à les changer. » Je tiens à clôturer (qui a dit enfin ?!) ce livre, en précisant une dernière fois les valeurs qui font mon engagement dans la psychiatrie hospitalière. Ce sont les valeurs apprises sur le terrain, transmises par mes mentors et surtout enseignées par les patients eux-mêmes qui structurent nos dispositifs de soins à la clinique de la Forêt de Soignes.

À la question « Qu'est-ce que soigner en psychiatrie ? », il n'y a évidemment pas une seule réponse érigée **en vérité absolue**. Par contre, la vision que l'on a du soin en psychiatrie va déterminer le degré de **dignité** des soins. Vous l'avez constaté, notre approche est résolument bio-psycho-sociale, intégrative et interdisciplinaire. Le patient est avant tout un sujet, une personne, un être humain, bénéficiant par principe de tous les droits recouverts par les trente articles de la Déclaration universelle des Droits de l'Homme.

Nous ne soignons pas des diagnostics, mais des personnes, tel est **notre mantra**. Au-delà des compétences professionnelles régulièrement mises à jour par nos équipes, il faut garder en tête que les questions éthiques sont en permanence au cœur de nos préoccupations et de nos prises de décisions, particulièrement en ces temps incertains.

À cet effet, les mesures d'isolement et, en général, les décisions à caractère liberticide doivent être exceptionnelles et limitées aux situations extrêmes, celles où la parole et le lien ne sont plus temporairement suffisants. Elles doivent être discutées, justifiées, limitées dans le temps, exécutées dans le respect de la dignité de la personne et dans le seul souci de protection du patient concerné, des autres patients et des soignants. Elle ne peut **jamais** être utilisée comme une punition ou une tentative de soumission. Comme toutes les exceptions, les mesures d'isolement doivent obéir à des règles et à des dispositifs stricts. Leur seul objectif est d'apaiser pour ensuite, au plus vite, pouvoir reprendre le travail thérapeutique avec le patient. Imposer un patient hors d'un état de nécessité évident, assigner un patient à son diagnostic et lui imposer notre projet de soins sans considération de son avis et de celui de ses proches sont autant d'attitudes vaines, inutiles, violentes et nocives. Aux murs, aux grillages, aux portes fermées, aux caméras et aux camisoles chimiques, j'oppose le long et lent travail sur la fonction contenante. Allez, encore une fois, c'est la dernière, promis : voir, nommer, élaborer, transmettre. Dans notre dispositif de soins, il n'est question que de convaincre, jamais de contraindre de la hauteur de notre supposé savoir. Notre mission est de relancer le projet de vie du patient et non de l'empêcher, sous la surveillance stérile de la visio-surveillance et des portes fermées. Un vieux dicton dit que lorsque survient une avalanche, aucun flocon ne se sent responsable. Alors, je vous invite à vous responsabiliser et à vous mobiliser pour défendre collectivement une psychiatrie humaniste tant qu'il est encore temps car, comme le disait le général Mc Arthur, une défaite se résume à deux mots : trop tard.

Conseils de lecture

Collectif : Elles ont été les premières : 100 femmes exceptionnelles

Philippe Léotard : Clinique de la raison close

Charles Bukowski : Avec les damnés

Gaël Faye : Jacaranda

Ken Kesey : Vol au-dessus d'un nid de coucou

Bessel van der Kolk : Le corps n'oublie rien

Louis & Marty : Road Therapy

Lou Lubie : Goupil ou face ?

Ivan Illich : Némésis médicale : L'expropriation de la santé

Hartmut Rosa : No fear of the dark : une sociologie du heavy metal

Gérard de Cortanze : Il ne rêvait plus que de paysages et de lions au bord de la mer

Pierre Schepens : Petit essai impertinent sur l'internement

Lol Tolhurst : Cured – Two imaginary boys

Yuval Noah Harari : NEXUS, une brève histoire des réseaux d'information de l'âge de pierre à l'IA

Playlist

Pour agrémenter et/ou clôturer cette lecture qui, je l'espère, vous a été agréable, je vous propose une playlist inspirée du thème du livre.

- It's my life – Bon Jovi
- Society – Eddie Vedder
- Darkness Within (acoustic) – Machine Head
- Not Dark Yet – Bob Dylan
- L'indifférence – Kent
- Les écorchés – Noir Désir
- Si tu me payes un verre – Serge Reggiani
- Dignity – Bob Dylan
- Les gens qui doutent – Jeanne Cherhal, Vincent Delerm, Albin de la Simone
- Perfect Day – Lou Reed
- Qui a tué Davy Moore ? (cover d'une chanson de Bob Dylan) – Bernard Lavilliers, Eric Cantona, Hervé, Izïa, Gaëtan Roussel
- Qu'est-ce que sera demain ? – Yves Simon
- God was never on your side – Motörhead
- La beauté d'Ava Gardner – Alain Souchon
- Alone – The Cure
- Ultra Moderne Solitude – Alain Souchon
- La puissance du pouvoir – Ultra Vomit

Remerciements

Je tiens tout d'abord à exprimer ma profonde gratitude envers les patients qui m'ont tant appris, et tout particulièrement Véronique, Thierry, Maggy, Bénédicte et Olivier, sans qui ce livre n'aurait jamais vu le jour.

Un immense merci à Amandine Weemol, secrétaire de direction chez SILVA medical, pour son aide précieuse, ainsi qu'à ma belle-sœur Christine Javaux, pour son travail minutieux de relecture.

Enfin, je remercie chaleureusement le professeur Nicolas Zdanowicz... pour « rien ».

www.ingramcontent.com/pod-product-compliance
Lightning Source LLC
LaVergne TN
LVHW051058051026
849532LV00004BB/1394
9782806138620